12 Salze, 12 Typen

Dr. Georg Keller • Dr. Ulrike Novotny
Dr. Markus Wiesenauer

12 Salze, 12 Typen

Wie Sie mit der Antlitzdiagnostik Ihr persönliches Schüßlersalz finden

Weltbild

Inhalt

Geleitwort

Wir leben im 21. Jahrhundert - einer Zeit rasanter Veränderungen und Entwicklungen. Das Wissen der Menschheit verdoppelt sich alle fünf Jahre. Technik, Elektronik, Medizin und auch unser Alltagsleben wandeln sich mit atemberaubender, noch nie dagewesener Geschwindigkeit. Hat in einer solchen Zeit das 120 Jahre alte ganzheitliche Therapieverfahren Schüßlers überhaupt noch eine Existenzberechtigung? Wer die Aktualität der Schüßler-Therapie infrage stellt, übersieht, dass der Mensch sich nicht mit der gleichen Geschwindigkeit entwickelt wie die von ihm gestaltete Welt. Der Verstand eilt weit voraus, der biologische Körper vermag nicht zu folgen. Der Geist weilt bereits in der Zukunft, der Körper noch in der Vergangenheit. Vom biologischen Erbe her ist der Mensch immer noch an ein Leben in der Wildnis angepasst und nicht an ein High-Tech-Leben vor dem Computer. Aus dieser Diskrepanz können Krankheiten resultieren - ein kranker Körper ist häufig das Ergebnis einer kranken Lebensweise.

Schüßler-Salze für die Natur der Körperzelle

Der Einsatz der zwölf Lebenssalze ist ein lange bewährtes, einfaches und effektives ganzheitliches Therapieverfahren, welches ursachlich bei der Natur des Menschen, bei der Natur jeder einzelnen Körperzelle ansetzt. Das ist das Geheimnis seines ungeheuren Erfolges. Ist die Zelle gesund, ist der gesamte Mensch gesund. Immer mehr Betroffene wenden sich daher diesem faszinierenden Heilverfahren zu. Der Bedarf an seriöser und solider Information steigt entsprechend. In den letzten Jahren wuchs die Zahl der Mitglieder des Biochemischen Bunds[1] in überraschender Weise.

1 Verbund aller an der Schüßler-Therapie Interessierten und Therapeuten

Ein praktischer Leitfaden mit detaillierten Abbildungen

Was das vorliegende Werk hervorhebt, sind exzellente Abbildungen, welche die im Antlitz erkennbaren charakteristischen Anzeichen für einen bestimmten Salzmangel prägnant darstellen. Sie ermöglichen auch dem Einsteiger eine sichere Orientierung. Weiterhin ist es den Autoren gelungen, in einer verständlichen und griffigen Sprache die für die Salze wichtigen Zusammenhänge klar und nachvollziehbar darzustellen. Angrenzende, ergänzende Themen wie die Säure-Basen-Balance und die Optimierung der Darmflora, welche die Wirksamkeit der Lebenssalze verstärken, werden besprochen. Ein rundum gelungenes Werk. Jeder kann aus diesem Leitfaden gesundheitlichen Nutzen für sich ziehen. Ich freue mich über dieses Buch und empfehle es Ihnen von ganzem Herzen. Mögen die Salze des Lebens auch Ihnen, liebe Leserin, lieber Leser, Gesundheit bescheren.

Herzlichst, Ihr

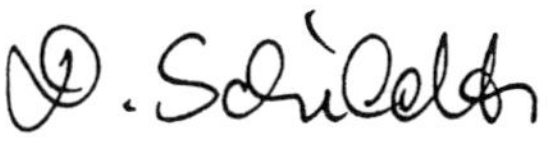

Dierk Schildt
Präsident des Biochemischen Bundes Deutschland e. V.

Statt eines Vorwortes – Regulation vor Reparatur

Viele Krankheiten, die noch vor einigen Jahren als unheilbar galten, können heute wirkungsvoll zum Wohle der Patienten behandelt werden. Dennoch wird die Zahl der Kranken nicht kleiner. Unzählige Menschen fühlen sich trotz modernster medizinischer Methoden und Arzneien weder wohl noch gesund. Woran liegt das?

Gesunderhaltung und frühzeitige Regulation

Die Domäne der modernen Medizin liegt in der Behandlung schwerer Krankheitsbilder. Sie kommt zum Einsatz, wenn die körpereigenen Regulations- und Heilungsmechanismen nicht mehr in der Lage sind, den Körper aus eigener Kraft zu heilen und ein massiver »Eingriff« von außen notwendig ist. Man bezeichnet die moderne Medizin daher häufig auch als Reparaturmedizin. Menschen, die sich häufig unwohl fühlen, also weder wirklich krank noch richtig gesund sind, gehören nicht zu ihrer eigentlichen Zielgruppe und profitieren deshalb auch nicht von ihren segensreichen Entwicklungen. Eine alternative Art der Medizin, die so genannte Regulationsmedizin, setzt hingegen viel früher an und schafft die Voraussetzungen für einen im Kern bis in die kleinste Zelle hinein gesunden Körper und Geist. Das Ergebnis dieser Behandlungsweise: eine dauerhaft stabile Gesundheit, Wohlbefinden und sprühende Energie.

Das Gleichgewicht halten

Gesundheit ist das Ergebnis dreier im Gleichgewicht befindlicher Einflussfaktoren (abgesehen von ererbten Faktoren und Umwelteinflüssen wie Umweltgiften oder Rauchen): einer natürlichen Ernährung, maßvoller Bewegung und ausreichender Entspannung.

Wenn diese drei Bereiche über längere Zeit nicht hinreichend zum Tragen kommen, wird der Mensch früher oder später krank. Zunächst aktiviert der gesunde Organismus bei einem Ungleichgewicht Kompensationsmechanismen. Er mobilisiert Mineralstoffe aus körpereigenen Reserven. Von außen betrachtet erscheint der Betreffende gesund. Solange diese Mechanismen in der Lage sind, das entstandene Ungleichgewicht wieder auszubalancieren, wird der Ausbruch einer Krankheit verhindert. Dies ist zumeist das Stadium des Unwohlseins, verminderter Leistungsfähigkeit, dem Gefühl von Erschöpfung.

Das Kompensationssystem nicht überfordern

Ist das Kompensationssystem überfordert, treten erste Krankheitsanzeichen auf, die sich zunehmend verstärken und schließlich zu massiven Beschwerden (Symptomen) führen. Stellen Sie sich vor, Ihr PKW hat einen zu niedrigen Ölstand. Wenn Sie den Peilstab aus dem Motor ziehen, finden Sie dort eine Minimum- und eine Maximumanzeige. Der Motor verrichtet seine Arbeit nur dann optimal, wenn sich der Ölstand zwischen diesen Marken bewegt. Wenn der Ölstand unter die untere Marke fällt, können Sie mit dem Wagen immer noch passabel im Stadtverkehr fahren, ohne etwas von dem Problem zu bemerken. Wenn aber vom Motor auf der Autobahn Leistung eingefordert wird, versagt das System. Der Wagen bleibt plötzlich stehen und ist im schlimmsten Fall irreparabel geschädigt.

Rechtzeitig die Weichen stellen!

So verhält es sich auch mit der Gesundheit. Zivilisationskrankheiten entstehen langsam, zunächst unbemerkt. Sie sind das Ergebnis eines oft jahrelangen ungünstigen Verhaltens. Hier liegen Ursachen für schwerste Krankheiten wie

Krebs, Herzinfarkt, Schlaganfall oder Altersdiabetes. Wer sich keine Entspannung gönnt, wie in einem D-Zug am Leben vorbei rast, nimmt Schaden. Wer sich ungünstig ernährt, stellt die Weichen in Richtung Krankheit, und wer sich nur wenig bewegt, raubt seinem Körper die Kraft zur Regeneration. Ist der Ernstfall – z. B. ein Herzinfarkt – dann eingetreten, wäre es töricht, auf die moderne High-Tech-Medizin zu verzichten. Hier leistet sie Brillantes.

Naturheilverfahren wie die Anwendung der Lebenssalze nach Schüßler setzen aber viel früher ein. Sie unterstützen den Organismus in seiner Ausgleichs- und Regenerationsfähigkeit. Sie vermögen frühzeitig, ein System zu stärken und ermöglichen die Umkehr aus dem Krankheitslabyrinth auf den Weg zur Gesundheit.

Ein Lern- und Arbeitsbuch für jeden Tag

Bücher zum Thema Lebenssalze nach Dr. Schüßler gibt es viele. Was es noch nicht gibt – und das war die Motivation für das vorliegende Werk – war ein einfacher, für Laien verständlicher und sicherer Leitfaden für die Selbstbehandlung. Dabei haben wir typische Erkennungsmerkmale für einen Mangel detailliert dargestellt. Diese charakteristischen Kennzeichen, die sich überwiegend an feinen Veränderungen der Haut und der Nägel zeigen, sind deshalb zeichnerisch in photographischer Qualität wiedergegeben. Das ist auch insofern von Vorteil, da in der Praxis häufig mehrere Mangelsituationen gleichzeitig auftreten und so einzelne Merkmale vielfach nicht ganz klar voneinander zu unterscheiden sind. Durch die zeichnerische Umsetzung ist eine Trennung der einzelnen Salze gelungen, die die Anwendung für Sie wesentlich erleichtert.

Das Buch ist ein Lern- und Arbeitsbuch für jeden Tag und soll Ihren Forscherdrang wecken: Lernen Sie in Gesichtern zu lesen! Machen Sie sich Notizen, ergänzen Sie Hinweise, unterstreichen Sie den Text, arbeiten Sie mit diesem Buch, sodass es zu einem guten Freund und Begleiter auf Ihrem persönlichen Weg wird!

Von Grund auf gesund!

Wichtig waren uns auch die angrenzenden Gebiete der Säure-Basen-Regulation und der Darmflora. Durch die kombinierte Anwendung der Schüßler-Salze mit einer Säure-Basen-regulierenden Lebensweise und einer gezielten Lenkung der Mikrobiologie im Darm wird die Regenerations- und Regulationsfähigkeit des Körpers kraftvoll unterstützt und damit die Wirksamkeit deutlich gesteigert.
Dieses Buch bietet Ihnen die Möglichkeit, Gesundheit auf einer zellulären Ebene zu erreichen, sozusagen bei den Wurzeln. Im Mittelpunkt stehen die Schüßler-Salze. Es ist unser Ziel, Ihnen die zwölf Salze des Lebens und die in ihnen verborgenen Heilkräfte nahe zu bringen. Wer sich ihrer Hilfe einmal bedient hat, wird ihnen treu bleiben. Möge dieses Buch dazu beitragen, Ihnen Freude, eine stabile Gesundheit und Glück zu bescheren.

Herbst 2002

Dr. Georg Keller

Dr. Ulrike Novotny

Dr. Markus Wiesenauer

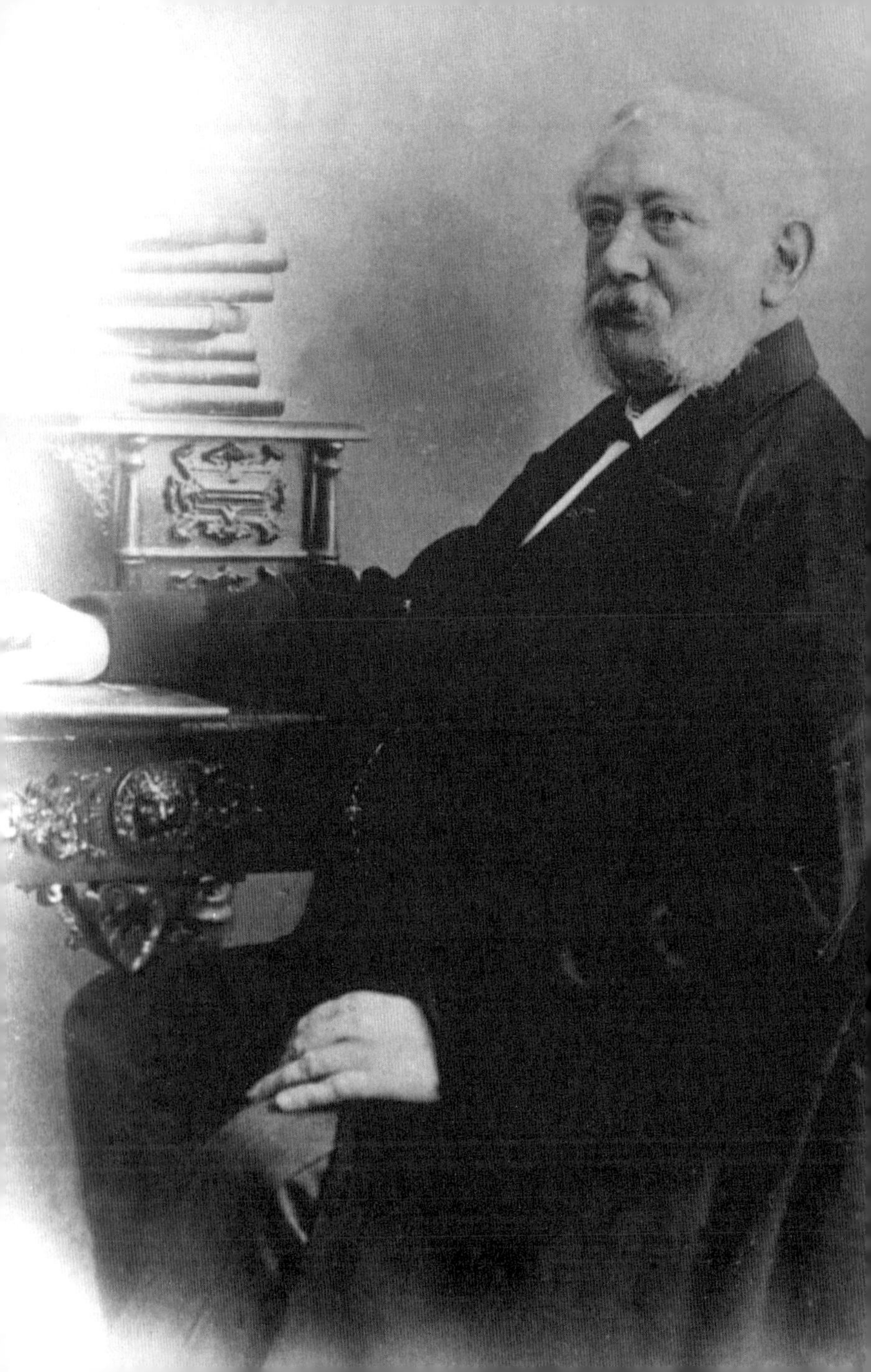

Die Schüßler-Salze

Die Schüßler-Salze

Schüßler studierte in Paris, Berlin und Prag. In Berlin kam er mit dem Gedankengut der fortschrittlichsten Zellforscher seiner Zeit, Moleschott und Virchow, in Kontakt.

Seit einigen Jahren erleben die Schüßler-Salze eine beeindruckende Renaissance. Viele Menschen, die sich für eine naturheilkundlich ausgerichtete Medizin interessieren, entdecken die überzeugenden Qualitäten der Salze: sanft, aber gründlich regulierend, problemlos für den Hausgebrauch und bei sachgerechter Anwendung ohne Nebenwirkungen. Aus welchen Überlegungen sie geboren wurden, warum sie eigentlich funktionieren und für welche Bereiche der Gesunderhaltung oder Heilung sie anzuwenden sind, erfahren Sie in diesem Kapitel.

Die Entdeckung der Lebenssalze

Der Entdecker der Lebenssalze und Begründer der biochemischen Therapie war der Oldenburger Arzt Dr. Heinrich-Wilhelm Schüßler (1821–1898). Angesichts der wenigen Methoden und Verfahren, die die Medizin seiner Zeit anzubieten hatte, suchte der hochbegabte Arzt nach neuen und effektiveren Therapiemöglichkeiten. Damals war die Heilkunde von ihrem heutigen Wissensstand weit entfernt. Ohne viel von den Ursachen der Krankheiten zu verstehen, behandelten Ärzte Patienten weitgehend mit Aderlässen, Klistieren und großen Mengen häufig giftiger Substanzen, welche wenig zur Genesung der Patienten beitrugen. Am Anfang seiner Tätigkeit behandelte Dr. Schüßler homöopathisch, versuchte dann aber über die Erforschung von grundlegenden Krankheitsursachen einen weiteren, neuen Heilansatz zu finden.

Von der gesunden Zelle zum gesunden Organismus

Dabei wurde Dr. Schüßler von dem Gedanken geleitet, dass die Gesundheit des menschlichen Körpers von der Gesundheit seiner 70 Billionen Zellen abhängt. Sein Zeitgenosse Rudolf Virchow hatte bereits das Prinzip formuliert, dass die Krankheit des Körpers in der Krankheit der Zelle zu suchen sei. Sind die Zellen als Bausteine des Körpers gesund, ist der ganze Mensch gesund, sind die Zellen krank, ist der Mensch krank - ein noch heute gültiges Prinzip.

Zwölf Mineralstoffe in der richtigen Menge

Bei seinen umfangreichen Untersuchungen entdeckte Schüßler, dass gesunde menschliche Zellen eine Reihe von Mineralstoffen enthalten, die für eine optimale Funktionsfähigkeit des Organismus unbedingt erforderlich sind. Dies sind die zwölf Mineralstoffe nach Schüßler oder kurz: Salze des Lebens.

Was Justus von Liebig für das Pflanzenwachstum nachgewiesen hatte, nämlich dass Pflanzen durch Dünger wesentlich besser wuchsen, musste genauso für andere lebende Zellen gelten. Und auch ein zweiter damals entwickelter Lehrsatz der Pflanzenlehre diente Dr. Schüßler als wichtiger Hinweis: Wenn nur *ein* notwendiger Mineralstoff fehlt, wirkt sich dieser Mangel entscheidend auf die gesamte Gesundheit des Organismus aus. Eine Pflanze kann noch so stark gedüngt werden - sie gedeiht nur, wenn *alle* erforderlichen Mineralstoffe in einer bestimmten Mindestmenge vorhanden sind. Auch diese Einsicht war damals revolutionär und ist heute einwandfrei belegt. Alle zwölf Mineralstoffverbindungen müssen in den Zellen in der richtigen Menge vorhanden sein. Ein Mangel oder eine Fehlverteilung führt unweigerlich zu Funktionsstörungen, die wiederum Ursache für eine Fülle von Krankheiten sind.

Da es sich bei den Salzen um Mineralstoffverbindungen aus jeweils einem positiven (ionischen) und einem negativen (anionischen) Teil handelt, tragen alle Doppelnamen, z. B. Calcium fluoratum.

Verteilungsstörungen als Mangel-Ursache

Mineralstoffe werden aus der Nahrung aufgenommen und über eine Reihe komplexer Mechanismen in die einzelne Zelle transportiert. Man könnte also davon ausgehen, dass bei einer ausgewogenen mineralstoffreichen Ernährung die Körperzellen mit ausreichenden Mengen an Mineralstoffen versorgt werden. Aber das gilt nur bedingt. Eine gesunde Ernährung ist zwar entscheidend für gute Gesundheit und ein optimales Wohlbefinden, sie führt jedoch nicht zwangsläufig zu einer optimalen Verteilung der Mineralstoffe im Körper. Wenn eine Verteilungsstörung vorliegt, stehen zwar ausreichend Mineralstoffe außerhalb der Zellen zur Verfügung, sie können aber nicht in die Zellen aufgenommen und verwertet werden.

Hier liegen die Ansatzpunkte der von Schüßler entwickelten Lebenssalze. Er erkannte, dass es häufig nicht darauf ankommt, einen Mangel mengenmäßig auszugleichen. Entscheidend ist es, dafür zu sorgen, dass die einzelnen Zellen die im Blut vorhandenen Mineralstoffe nutzen können.

Die Potenzierung

Die Mineralstoffe sind so stark verdünnt, dass der Organismus sie problemlos in die Zellen aufnehmen kann.

Um dem Organismus zu ermöglichen, die zwölf zentralen Mineralstoffe in die Zellen zu befördern, wandte Schüßler ein aus der Homöopathie entlehntes Herstellungsverfahren an, das Potenzierung genannt wird. Bei diesem speziellen Herstellungsverfahren handelt es sich um eine bestimmte Art der Verdünnung und Verreibung. Die potenzierten Mineralstoffe konnten dadurch vom Organismus mühelos in die Zellen aufgenommen werden, zudem veränderten sich durch die Potenzierung ihre Eigenschaften.

Dynamisierung der Wirkung durch Verdünnungen

Das vom Begründer der homöopathischen Therapie Samuel Hahnemann entwickelte Verfahren der Potenzierung zeigt, dass kleinste Arzneigaben unter bestimmten Bedingungen eine stärkere Wirkung entfalten als große Gaben. Die Ursache hierfür ist ein bisher weitgehend ungeklärtes Phänomen: Stoffe verändern ihre Eigenschaften, wenn man sie verdünnt.
Betrachten wir dieses Phänomen an einem Beispiel: Eine Glasscheibe zeigt Ihnen die typischen Eigenschaften des Materials Glas - es ist durchsichtig, hart und spröde, sodass es schon bei kleinen Belastungen zerbricht. Würde nun jemand behaupten, Glas sei bei Raumtemperatur ein überaus elastisches und undurchsichtiges Material, das gebogen, gedehnt und geformt werden könne, würden Sie das vermutlich bezweifeln. Genau das ist aber der Fall, wenn man das Material Glas »verdünnt«. Ein haarfeines Glasrohr - im Apothekenlabor spricht man von einer Kapillare - verfügt über genau diese Eigenschaften. Die Kapillare ist undurchsichtig, milchig trüb, elastisch, dehnbar und verformbar.
Da Verdünnen umgangssprachlich mit Abschwächen gleichgesetzt wird, bezeichnet man den Vorgang in der Homöopathie als Potenzieren. So wird deutlich, dass es sich um eine Verstärkung der Wirkung handelt.

Durch die Potenzierung können die Schüßler-Salze den Organismus mit Ordnungs- und Heilungsinformationen versorgen, die ihn zur Einregelung bestimmter Mineralstoffe anregen.

Informationsträger für körpereigene Verteilungsprozesse

Ein eindrucksvolles Beispiel für den Effekt der Potenzierung ist das Natriumchlorid: Dieses auch als gewöhnliches Kochsalz bekannte »Lebenssalz« steigert, in Mengen von mehreren Gramm genossen, bei manchen Menschen den Blutdruck. Als Schüßler-Salz, also in einer speziellen Potenz gegeben, kann es dagegen einen erhöhten Blutdruck senken. Aufgrund dieser Funktion ist ein und dasselbe Schüßler-Salz bei einem lokalen Mangel wie auch bei einem lokalen Überschuss wirksam. Zum einen gelangen die potenzierten Schüßler-Mineralstoffe besonders gut an den Wirkort in den Zellen, zum anderen spielen sie eine Rolle als Energie- oder Informationsträger, die den Körper zu einer gesteigerten Aufnahme des fehlenden Mineralsalzes anregen.

Moderne Forschungsergebnisse erhellen das Phänomen

Erst lange nach Schüßlers Tod entstand die Biokybernetik, die die Steuerung und Regulation lebender Systeme untersucht. Zu einer ihrer interessantesten Entdeckungen zählt die Tatsache, dass oft nur minimale Energie an der richtigen Stelle fehlt, um gestörte Reaktionskreise wieder auf das richtige Gleis zu lenken. Ähnlich kann man sich die Wirkung der Schüßler-Salze erklären.

Nicht die Quantität, sondern die potenzierte Qualität entscheidet über die Wirkung. Eine zu hohe Dosierung kann sogar gegenteilig wirken und eine Aufnahme verhindern.

Die Aufbereitung macht den entscheidenden Unterschied, ob das Mittel stofflich, also wie eine Chemikalie in einer Laborreaktion, oder als heilsamer ordnender Arbeits- oder Reaktionsauftrag wirkt. Offenbar wird durch den Potenzierungsvorgang eine Heilungsinformation frei, die in der Lage ist, Zellen zu beeinflussen. Damit wird verständlich, aus welchem Grunde es bei den Schüßler-Salzen nicht auf die messbaren Mengen des Stoffes ankommt.

Der Vergleich zwischen einer Kirchturmuhr und einer Armbanduhr macht dieses Phänomen verständlich. Im einen Fall eine tonnenschwere gewaltige mechanische Konstruktion, im anderen Fall eine »mikroskopisch« kleine, sozusagen potenzierte Variante. Beide Modelle liefern dennoch dieselbe Information, die Uhrzeit.

Homöopathische Potenzierungsstufen

Stoffe werden nach einem bestimmten Prinzip potenziert. Mit jeder dieser Stufen ändern sich ihre Eigenschaften und damit ihr Einfluss auf den menschlichen Körper. Eine (Zehner-)Potenz, abgekürzt D, ist eine Zubereitung aus einem Teil Arznei und neun Teilen Trägerstoff, also eine Mischung von 1:10, abgekürzt als D1 bezeichnet. Potenziert man einen Teil dieser Zubereitung nun noch einmal im Verhältnis 1:10, also insgesamt 1:100, erhält man eine so genannte D2-Potenz. Eine nochmalige Bearbeitung im Verhältnis 1:10, also letztlich im Verhältnis 1:1000, wäre eine D3-Potenz und so fort.

D6 und D12 für Schüßler-Salze

Dr. Schüßler gibt in der 25. Auflage seiner »Abgekürzten Therapie« Hinweise auf die Wahl der geeigneten Potenz. »Alle in Wasser unlöslichen Stoffe ... müssen bis auf mindestens die 6. Stufe der dezimalen Verdünnungsskala gebracht werden; die in Wasser löslichen können auch in niedrigeren Verdünnungen durch die erwähnten Epithelzellen treten.« In der Lehre nach Schüßler werden üblicherweise die Potenzen D6 und für die schwerer löslichen Salze (Calcium fluoratum, Ferrum phosphoricum, Silicea) D12 eingesetzt.

In der Homöopathie werden Stoffe nach dem Prinzip »Gleiches mit Gleichem behandeln« verwendet. Von einem Gesunden eingenommen rufen sie ähnliche Symptome hervor wie die zu behandelnden Beschwerden.

Vergleicht man die in den Schüßler-Salzen enthaltenen Mineralstoffmengen mit den tatsächlich im Körper enthaltenen Mengen, so wird deutlich, dass es nicht um einen stofflichen Ersatz der fehlenden Mineralstoffe geht. 1 g Schüßler-Tabletten (Nr. 4) Kalium chloratum D6 etwa enthalten 0,000001 g Salz. Der Kaliumbestand im Körper beträgt hingegen bei einem durchschnittlich schweren Mann etwa 150 g, also folglich etwa 0,0019 g pro Gramm Körpermasse, was der D3-Potenz entspricht. Verabreicht wird jedoch D6. Dieser Bereich ist den Zellen bereits sehr ähnlich. Die folgenden Tabellen geben Ihnen einen Überblick über die durchschnittlichen Mineralstoffmengen, die sich im Körper eines gesunden, 80 kg schweren Mannes finden. Sie zeigen auch, welcher Potenzierungsstufe diese Mengen jeweils entsprechen.

Menge für einen 80 kg schweren Mann	**Mineralstoffe (Mengen-elemente)**	**Potenz bezogen auf 1 g Körper-masse**
1200 g	Calcium	D2
800 g	Phosphor	D2
200 g	Schwefel	D3
150 g	Kalium	D3
120 g	Natrium	D3
120 g	Chlor	D3
40 g	Magnesium	D4

Bis heute sind sieben Mengen- und 14 Spurenelemente bekannt, die der Mensch aufnehmen muss, um gesund und leistungsfähig zu bleiben.

Die Mineralstoffe werden eingeteilt in Mengenelemente und Spurenelemente. Mengenelemente kommen im Körper in relativ großen Mengen vor. Um die Mengenelemente von den Spurenelementen abzugrenzen, wurde ein Wert von 50 Milligramm (= 0,05 g) pro Kilogramm Körpergewicht festgelegt.

Menge für einen 80 kg schweren Mann	**Mineralstoffe (Mengen-elemente)**	**Potenz bezogen auf 1 g Körper-masse**
4,5 g	Eisen	D5
2,6 g	Zink	D5
2 g	Fluor	D5
1,6 g	Silizium	D5
0,13 g	Kupfer	D6
0,035 g	Jod	D7
0,035 g	Zinn	D7
0,023 g	Selen	D7
0,02 g	Vanadium	D7
0,02 g	Mangan	D7
0,01 g	Nickel	D7
0,006 g	Chrom	D8
0,006 g	Molybdän	D8
0,003 g	Kobalt	D8

Für Mangel und Verteilungsstörung

Die Zellfunktion läuft nur dann optimal ab, wenn in den Zellen ausreichend Mineralstoffe zur Verfügung stehen. Ist die Zelle unterversorgt, kann das auf einem echten Mangel beruhen, der etwa durch eine mineralstoffarme Ernährung zustande kommt. Die Unterversorgung kann aber auch auf einer gestörten Aufnahme basieren. In diesem Fall sind genügend Mineralstoffe außerhalb der Zellen vorhanden, die aber nicht in die Zelle aufgenommen werden. Dr. Schüßler erklärte einen Mangel in der Zelle bzw. am Funktionsort auch dadurch, dass insgesamt ein Überangebot des Mineralstoffs vorliegt. Einem Zuviel gegenüber müssen sich die empfindlichen Regelsysteme abschotten, um keinen Schaden zu nehmen. Die Folge: In den Zellen – dem Ort, an dem das Salz benötigt wird – tritt ein Mangel auf.

Das Mangel-Gesamtbild entscheidet

In der Schüßler-Diagnostik finden sich keine nennenswerten Unterschiede, ob das betreffende Salz tatsächlich fehlt oder nur eine Funktionsstörung vorliegt – charakteristisch ist allein das Gesamtbild eines Mangels. Durch die Einnahme werden sowohl Mangelzustände behoben als auch Funktionsstörungen beseitigt.

Schüßler-Salze wirken in beiden Fällen: bei einem tatsächlichen Mangel ebenso wie bei einem Überschuss.

Regulierendes Eingreifen hat Priorität

Das Hauptziel der Schüßler-Therapie besteht nicht im mengenmäßigen Ersatz des Mangelstoffes, sondern in einem regulierenden Eingreifen in die körpereigene Steuerung, um die Regulierung für den Mineralstoff wieder herzustellen. Dies ist ein entscheidender Unterschied zur klassischen Medizin. Dort wird ein Mangel am Mineralstoff X durch eine vermehrte Zufuhr entsprechend hochdosierter Mineralstoffpräparate kompensiert. Zur Osteoporose-Behandlung etwa gibt man in der klassischen Medizin hohe Calzium-Mengen. Dabei zeigt sich indessen häufig, dass der messbare Mineralstoffgehalt während der Therapie ansteigt, danach aber sofort wieder fällt. Die Therapie mit Mineralstoffen allein bleibt deshalb in vielen Fällen letztlich erfolglos. Bei den Schüßler-Salzen hingegen erhalten die Zellen durch die Potenzierung eine Information zur vermehrten oder verminderten Aufnahme und Verteilung des Mineralstoffes.

Mangel in der Zelle zum Teil nicht nachweisbar

Übrigens kann auch die empfindlichste Labordiagnostik nur zum Teil nachweisen, wenn örtlich zu wenig von einem bestimmten Mineralstoff zur Verfügung steht. Das vorwiegend in den Zellen enthaltene Kalium beispielsweise lässt sich durch Blutmessungen nur mangelhaft überprüfen. Ein Mangel in der Zelle geht bei diesem Salz nicht einher mit einem Mangel außerhalb der Zelle, und nur dieser kann laborchemisch erfasst werden!

Optimal: Regulierende Salze plus hohe Dosierung

Hohe Dosierungen alleine verabreicht können das Mineralstoffgleichgewicht des Körpers außer Balance bringen und echte Beschwerden zur Folge haben.

Bei tatsächlich nachweisbarem stärkeren Mangel wird das volle Potenzial beider Ansätze in der Kombination erschlossen: hochdosierte Gabe plus zusätzliche Information durch das Schüßler-Salz. Die Information, verknüpft mit einer vermehrten Zufuhr, kann bei Mangel oder Verteilungsstörungen weit bessere Erfolge bringen als die Anwendung jeweils allein. So ist aus der Praxis bekannt, dass konventionelle Eisenpräparate, bei Blutarmut gegeben, teilweise nur kurzfristig wirken. Wird jedoch parallel dazu das Schüßler-Eisen-Salz Ferrum phosphoricum genommen, ist der Weg für die Aufnahme des Eisens in den Körper geebnet. Durch die Kombination wird eine bessere und länger anhaltende Wirkung erzielt.

Wie kommt es zu einem Mineralstoffmangel?

Ein Mangel an Mineralstoffen im Blut kann sich rasch entwickeln, wenn die Zufuhr zu gering oder (und) die Verluste hoch sind. Vermehrte Mineralstoffverluste treten etwa bei körperlicher Aktivität (Sport, körperliche Arbeit) ein, die ansonsten gesundheitlich natürlich positiv zu bewerten ist. Aber auch übermäßiger Stress oder Krankheiten können Ursache für einen Mineralstoffmangel sein. Harntreibende Medikamente führen ebenfalls zu Verlusten. Abführmittel beschleunigen die Darmpassage und verhindern, dass ausreichende Mengen an Mineralstoffen ins Blut übergehen können. Kalium ist hiervon besonders betroffen. Ebenso verursachen koffeinhaltige Getränke (Kaffee, Cola, Tee) durch die gesteigerte Ausscheidung von Wasser und Salzen Mineralstoffverluste und natürlich führt auch eine mineralstoffarme Ernährung zu einem Mineralstoffmangel.

Steuern Sie durch eine ausgewogene Ernährung gegen!

In jedem Fall ist es in erster Linie sinnvoll, das Mineralstoffangebot zu erhöhen, also ausgewogener zu essen und zu trinken. Darüber hinaus erhöhen die Lebenssalze aber die Ausbeute, sodass mehr Mineralstoffe ins Blut aufgenommen werden und an ihren Wirkort gelangen.

- Vermeiden Sie nach Möglichkeit industriell vorbereitete Fertigmahlzeiten und Süßwaren. Sie sind meist extrem mineralstoffarm (mit Ausnahme von Kochsalz).
- Reich an Mineralstoffen sind hingegen Gemüse, Obst, Milch und Milchprodukte sowie Grundnahrungsmittel wie Hülsenfrüchte, brauner Reis, Vollkornbrot, Getreideflocken, Vollkornnudeln und Kartoffeln. So enthält beispielsweise das volle Korn drei bis sechsmal mehr Mineralstoffe als ausgemahlenes helles Mehl.

Industriell bearbeitete Lebensmittel sind ärmer an Mineralstoffen als Vollwertprodukte. Natürlich belassene Nahrung hat zudem den Vorteil, dass sie schlank hält.

Mineralstoffe gelangen normalerweise ausschließlich über die Nahrung und die Getränke in den Körper.

- Mineralwasser ist qualitativ grundsätzlich Limonaden, Tafelwässern und gezuckerten Fruchtsäften vorzuziehen. Fruchtsäfte enthalten zwar reichlich Mineralstoffe, jedoch auch große Mengen an zugesetztem oder natürlichem Zucker. Sie sollten sie daher mit Mineralwasser im Verhältnis 1:3 verdünnen. Minerstoffreich sind auch (ungezuckerte) Gemüsesäfte.

Mit den Salzen das Fundament sanieren

Mit den Schüßler-Salzen kann eine Grundsanierung des Körpers erreicht werden. Vergleicht man den Körper mit einem Haus, entsprechen die Zellen dem Fundament. Bei der Sanierung eines Hauses wäre die Fundamentsicherung die erste Maßnahme. Ist das Fundament schadhaft, ist das ganze Haus vom Einsturz gefährdet. Es macht dann wenig Sinn, die Räume neu zu tapezieren oder erstmal einen anderen Teppichboden zu verlegen. Das Wichtigste zuerst, vom Fundament hängt alles weitere ab. Mit dem Körper verhält es sich ähnlich. Ein gestörter Mineralstoffwechsel der Zellen kann Ursache vielfältiger Krankheiten oder von zahlreichen Befindlichkeitsstörungen sein bzw. diese begleiten. Die Lebenssalze beeinflussen den Organismus an der Wurzel des Geschehens.

Säure-Basen-Regulierung und Darmsanierung

Eng verflochten mit der Grundsanierung durch die Schüßler-Salze sind eine Regulierung der Säure-Basen-Balance und die Sanierung des Ökosystems Darm: Beide beeinflussen die Nährstoffversorgung der Körperzellen wesentlich. Alle drei Faktoren gehören zum Bereich der Grundsanierung und ihre Funktionen wirken unmittelbar aufeinander ein.

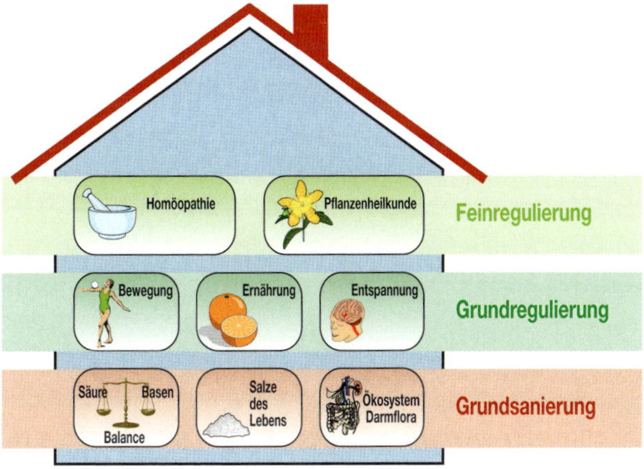

Die Stellenwert der Schüßler-Salze im Gesundheitshaus

Eine Sanierung des Organismus kann nur dauerhaft erfolgreich sein, wenn auch die dem Bereich der Grundregulation zugeordneten drei zentralen Bausteine Ernährung, Bewegung und Entspannung beachtet werden.

Die Position der Schüßler-Salze im Gesundheitshaus

Die Grafik bietet im Bild eines Hauses einen Überblick über die Systematik der Regulationsmedizin. Völlige Gesundheit entwickelt sich dann, wenn die verschiedenen Ebenen des Gesundheitshauses systematisch und aufeinander aufbauend saniert werden. Schwerpunktmäßig geht es in diesem Buch um den Bereich der Grundsanierung. Im Anschluss können Maßnahmen der Grundregulation und bei Beschwerden auch weitere Verfahren wie die Homöopathie oder die Phytotherapie (Pflanzenheilkunde) angewendet werden. Alle Maßnahmen entfalten eine deutlich verbesserte Wirksamkeit, wenn die Regulations- und Anpassungsfähigkeit der Zellen wieder hergestellt wurde.

Wann ist die Einnahme der Lebenssalze sinnvoll?

Die Einnahme von Schüßler-Salzen kann kein Ersatz für eine ausgewogene, mineralstoffreiche Ernährung und eine gesunde Lebensführung sein.

Besser als krank zu werden und dann die eine oder andere Therapie auszuprobieren ist es, die Gesundheit zu erhalten. Die körpereigenen Reserven und Regulierungskräfte vorbeugend zu stärken, ist eine Domäne der Lebenssalze nach Schüßler. Auch bei weniger schwerwiegenden Störungen wie lästigen Hautausschlägen, Kopfschmerzen, einfachen Infekten, nervösen Bauchschmerzen und Menstruationsbeschwerden sollte man zu einer sanften, die Eigenregulation anstoßenden Behandlung greifen, wie sie mit den Schüßler-Salzen möglich ist. Hier werden die Regulations- und Heilungsprozesse des Körpers gezielt unterstützt und die Selbstheilung gefördert, indem die Reaktionsfähigkeit der einzelnen Zellen wieder hergestellt wird. Die Behandlung mit den Lebenssalzen nach Schüßler zielt mit ihrem ganzheitlichen Ansatz auf eine langfristige Gesundheit und nicht auf die kurzfristige Beseitigung von Symptomen.

Durch die Salze unterstützen Sie eine Umstellung

Dennoch muss klar gesagt werden, dass die Schüßler-Salze kein Ersatz für eine gesunde Lebensweise sein können. Diese ist immer die Basis von Gesundheit. Falsche Ernährung, Hektik, Über- oder Unterforderung, zu wenig oder zu viel (falsche, einseitige) Bewegung behandelt man am besten direkt an der Wurzel, wobei aber auch hier die Schüßler-Salze helfen können: So kann ein richtig ausgewähltes Salz Heißhunger auf Süßes zum Verschwinden bringen, die Bereitschaft zur Entspannung überhaupt erst anstoßen, einen aus dem Ruder geratenen Lebensrhythmus wieder einpendeln helfen und lähmende Müdigkeit vertreiben. Wegen ihrer milden Wirkung sind die Schüßler-Salze für alle Altersgruppen vom Säugling bis zum Senior geeignet.

Hier helfen Schüßler-Salze

- Vorbeugend bei unterschiedlichsten Krankheitsanfälligkeiten
- Bei allen Funktionsstörungen ohne organische Veränderungen (Kopfschmerzen, Magenschmerzen, Darmkrämpfe, Verdauungs-, Menstruationsbeschwerden)
- Bei Beschwerden im Zusammenhang mit einer Übersäuerung (chronische Hautprobleme, Sodbrennen, chronisch kalte Hände und Füße)
- Bei nervösen Beschwerden (Reizdarm, Reizmagen, Reizbarkeit, Kopfschmerzen, Unruhe, Schlaf- und Konzentrationsstörungen)
- Bei Infektanfälligkeit
- Bei so genannten banalen Infekten: Husten, Schnupfen, Heiserkeit
- Nach schwereren Krankheiten - zur Unterstützung der Regeneration
- Zur »Entschlackung« (Ausschwemmen ausscheidungspflichtiger Stoffe, die sich im Bindegewebe ansammeln können)
- Zur Unterstützung bei psychischen Beschwerden und bei Schmerzen
- Bei Alterungsprozessen (Zeichen für nachlassende Zellleistung)
- Bei Heilungsstörungen, beispielsweise von Wunden, nach Operationen oder bei Knochenbrüchen
- Bei Bindegewebsschwäche und verwandten Problemen (Cellulite, Hämorrhoiden, Krampfadern)

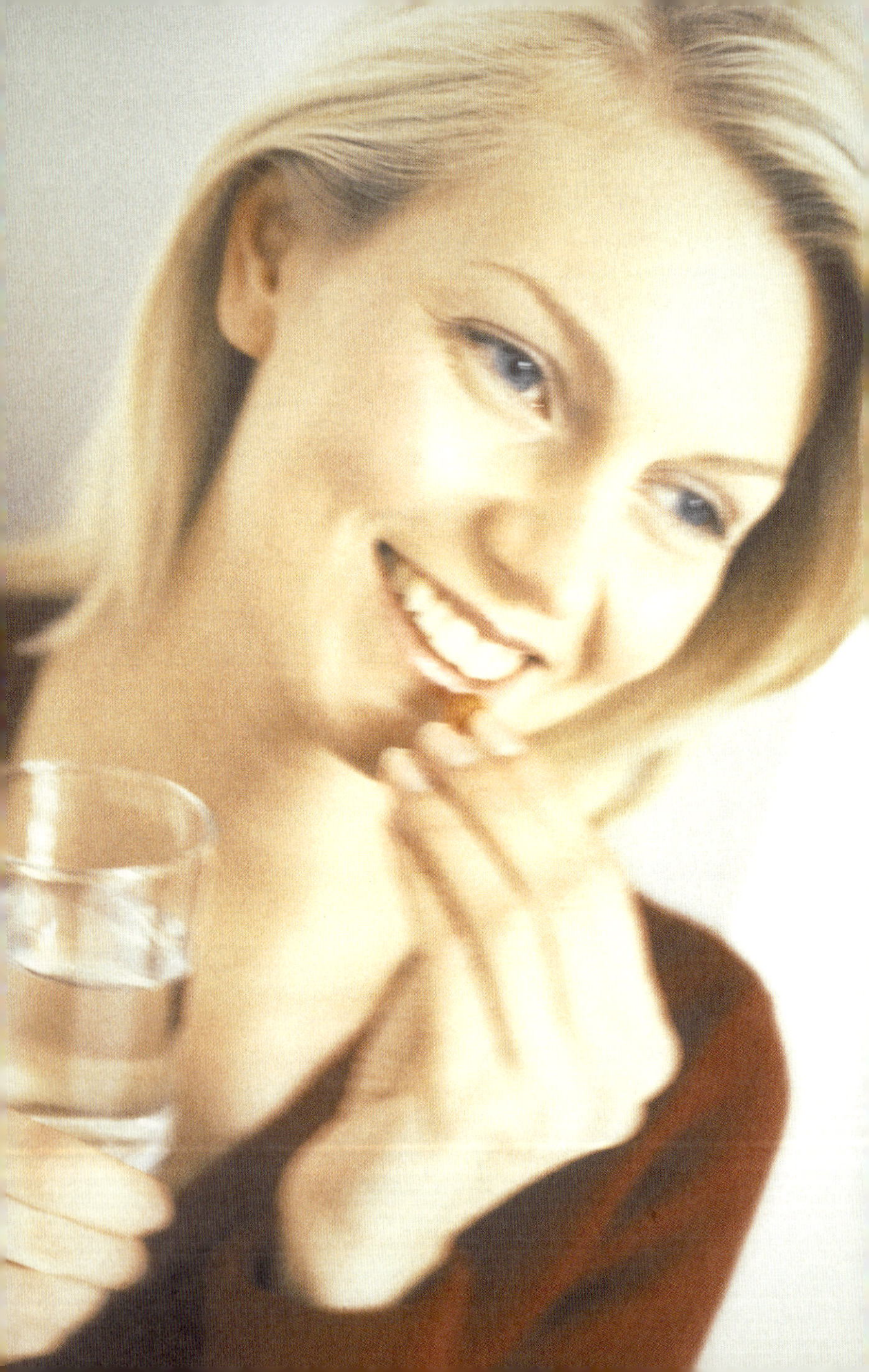

Durch die Antlitzanalyse das richtige Salz finden

Durch die Antlitzanalyse das richtige Salz finden

Die Schüßler-Salze sind ein ideales Hausmittel auch für medizinische Laien. Wenn Sie sich also für die Einnahme entschieden haben – etwa, um (erneuten) Erkrankungen vorzubeugen oder um Beschwerden zu lindern –, gilt es, das passende Salz zu finden. Wie aber das richtige aussuchen, wenn keine Beschwerden als Richtschnur vorliegen? Hier ist die so genannte Antlitzanalyse von unschätzbarem Wert. Am Gesicht lassen sich nämlich charakteristische Zeichen erkennen, die auf ein Ungleichgewicht bei einem bestimmten Salz hinweisen. Mit anderen Mangelzeichen gebündelt, bilden sie ein typisches Muster. Welche Merkmale sich zu einem solchen Muster zusammensetzen und was bei der Durchführung der Antlitzanalyse besonders wichtig ist, erfahren Sie im nächsten Kapitel »Zwölf Salze, zwölf Typen«.

Mangelmuster betreffen die ganze Persönlichkeit

Ein Mangel, ein Überschuss oder eine gestörte Verteilung der Mineralsalze äußert sich nicht nur an einem bestimmten Organ oder in einem bestimmten Symptom, sondern wirkt sich im ganzen Körper und zum Teil auch auf die Persönlichkeit aus. Mangel, Überschuss und gestörte Verteilung bringen ein ganz charakteristisches Muster hervor. Dieses Muster umfasst bestimmte psychische Eigenheiten, typische Vorlieben und Abneigungen, körperliche Schwachpunkte und Anfälligkeiten sowie Charakteristika um Erscheinungsbild und Aussehen.

Persönlichkeitstypen und Mangelerscheinungen

Jeder kennt in seinem persönlichen Umfeld bestimmte »Typen«: die grazile, durchscheinend wirkende, äußerst gewissenhafte und ordentliche Person, die nur wenig Appetit hat und bei Stress mit Migräne reagiert. Man erkennt ihre Migräneneigung oft schon an ihrem akkurat aufgeräumten Wohnzimmer. Oder das aufbrausende, aber lebensfrohe »Schwergewicht« mit stets gerötetem Kopf, ständig in Fahrt, immer kerngesund, der nicht vom Hausarzt, sondern vom Notarzt das erste Mal behandelt wird - Herzinfarkt.

Besimmte psychische Eigenheiten sind häufig mit Mangelzeichen im antlitz und am ganzen Kröper kombiniert.

Eine Systematik der Erkennungszeichen

Solche Muster können kaum mit wissenschaftlichen Methoden, aber um so besser durch Erfahrung und sorgfältiges komplexes Beobachten aufgedeckt werden, und das war ein Verdienst Schüßlers und seines Schülers Kurt Hickethier. Das Muster besteht aus mehreren Kennzeichen, die alle zum richtigen Salz leiten können: Bei einem Mangel lassen sich Zusammenhänge zu bestimmten **charakterlichen Strukturen** feststellen, weiterhin finden sich bestimmte **Erkennungsmerkmale vorwiegend im Gesichts- und Kopfbereich** und schließlich weisen auch **Modalitäten** (äußere Umstände) auf das geeignete Salz hin. So erfahren einige Beschwerden z. B. durch eine Temperaturveränderung eine Besserung oder Verschlechterung. Die genannten Erkennungszeichen für einen Mangel sollen hier im Mittelpunkt stehen, wobei der Schwerpunkt auf der Antlitzanalyse liegt.

Die Bedeutung von Symptomen bei der Mangelsuche

Versucht man einem Ungleichgewicht oder Mangel auf die Spur zu kommen, so sind Symptome (Beschwerden) nur ein

Merkmal von mehreren. In der Therapie nach Schüßler sind sie lediglich ein Bestandteil des bereits erwähnten Merkmalbündels. Zwar werden bei Mangelzuständen auch die Beschwerden berücksichtigt, die Behandlung einzelner Symptome wird aber dem ganzheitlichen Ansatz der Therapie nach Schüßler nicht gerecht. Ist das richtige Salz jedoch gefunden, verschwinden häufig auch die Symptome.

Die zentrale Rolle der Antlitzanalyse

Lange bevor es zu Beschwerden kommt, verraten Mangel-Kennzeichen im Antlitz, welche körpereigenen Mineralstoffspeicher unterversorgt sind.

Hickethier nahm die Anregung Schüßlers auf, sich besonders mit den Kennzeichen zu befassen, die ein Mineralstoffungleichgewicht im Gesicht hinterlässt. Im wesentlichen war er es, der die Antlitzanalyse ausbaute. Sie gibt Hinweise darauf, welche Mineralsalze nicht im optimalen Gleichgewicht sind. Das Bestechende daran: Diese Hinweise treten schon vor etwaigen Krankheiten oder Beschwerden auf, sodass eine vorbeugende Behandlung möglich wird. Aber auch, wenn bereits Symptome vorhanden sind, kann die Antlitzanalyse auf die richtige Spur führen.

Erfolgreiche Antlitzanalyse

Ohne Übung und einige Voraussetzungen und Kenntnisse geht es nicht. Als »Übungsobjekt« eignet sich grundsätzlich jeder, sofern die Haut nicht von Make-up und dekorativer Kosmetik bedeckt ist.

- Das Gesicht sollte **völlig ungeschminkt** sein – keine Grundierung, kein Make-up, kein Lidschatten, kein Lippenstift. Fragen Sie auch, ob Ihr Gegenüber unsichtbare Kosmetika verwendet. Pickel, die wichtige diagnostische Hinweise geben, sind beispielsweise oft abgedeckt oder, wenn Pickelsalben verwendet werden, nur am Rücken oder Haaransatz zu erkennen. Die Verwendung von Feuchtigkeitscreme oder mattierender Creme ist ebenfalls ein wichtiger Hinweis auf die sonstige Hautbeschaffenheit (trocken, fett- oder feuchtigkeitsarm, fettend). Bei Männern kann die Beurteilung schwierig sein, wenn sie mit Dreitagebart erscheinen. Sie sollten wenn möglich frisch rasiert beurteilt werden.

- Auch das **Licht** ist für die Beurteilung wichtig. Leuchtstoffröhren etwa verfälschen das Lichtspektrum. Künstler legen ihr Atelier daher auf die Nordseite, weil dort das Tageslicht stets indirekt einfällt und die Farben am wenigsten verfälschen. Solches Licht werden Sie nicht immer verfügbar haben. Erwerben Sie Sicherheit in der Beurteilung, indem Sie Ihr eigenes Gesicht bei verschiedenen Lichtquellen beobachten.
  Soweit möglich, sollte das beurteilte Gesicht auch nicht gebräunt sein. Einem Frischluft-Begeisterten wird man deshalb keinen Hausarrest verordnen, aber Selbstbräuner und Solarien sollten vor der biochemischen Antlitzanalyse besser gemieden werden.
- Nur an der **Haut, den Schleimhäuten um die Körperöffnungen und an den Hautanhangsgebilden** lässt sich das Gewebe unmittelbar beobachten. Im Gesicht ist die Haut besonders dünn, sodass sich funktionelle Störungen hier rasch zeigen. Auch die in der Gesichtshaut sehr zahlreichen Hautdrüsen, die mit zu den Ausleitungs- oder »Entgiftungsorganen« gehören, können zu charakteristischen Veränderungen wie Glanz oder Mitesser führen.

An der Versorgung von Haaren und Nägeln – den Hautanhanggebilden – spart der Körper häufig zuerst, wenn die Versorgung mit bestimmten Mineralstoffen knapp wird.

- Besonders dünn ist die **Haut an den Lidern** – eine Fundgrube für den Antlitzanalytiker. Auch wenn eine Störung noch gar nicht zu körperlichen, seelischen oder geistigen Beschwerden geführt hat, lässt sie sich an den Lidern bereits früh erkennen, sodass Sie auch früh etwas dagegen unternehmen können. In der Möglichkeit, ein Ungleichgewicht rechtzeitig feststellen zu können, liegt ein großer Vorteil der Antlitzanalyse.

Mehrere Salze im Ungleichgewicht

Bei den Mangelzeichen im Gesicht ist nur selten lediglich ein Salz die »Ursache«. Meistens besteht bei mehreren Salze ein Ungleichgewicht. Vielfach gibt sich der Mangel an einem Lebenssalz erst zu erkennen, wenn ein anderer bereits behoben wurde. Nach Beginn der Einnahme sollten daher Nachfolgeanalysen klären, ob noch Störungen vorhanden sind.

Der stärkste Mangel bestimmt das Bild

Die untenstehende Grafik stellt diesen gestaffelten Mangel bildlich dar: Im verwitterten Fass ist der Wasserstand gerade so hoch wie die kürzeste Daube – übertragen auf das Antlitz verursacht das am stärksten im Ungleichgewicht befindliche Salz die augenfälligsten Veränderungen. Sobald dieses Salz ausgeglichen wird, treten die nächsten Defizite in Erscheinung, die bislang noch im Hintergrund standen.

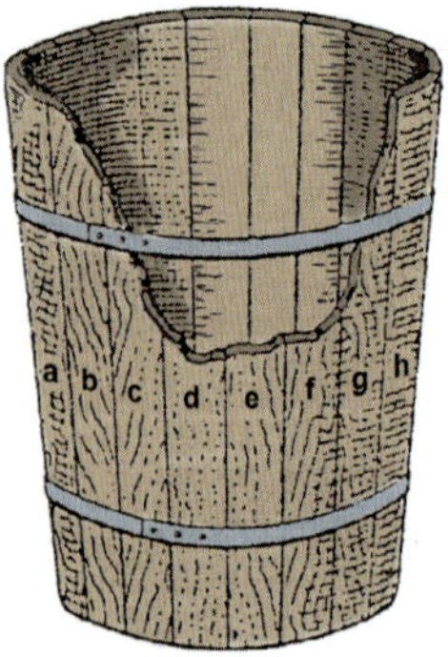

Besteht bei mehreren Salzen ein Mangel, verursacht der größte Mangel die stärksten Anzeichen

Die stärksten Beschwerden zuerst versorgen

Wenn Sie Hinweise auf den Mangel an mehreren Schüßler-Salzen finden, sollten Sie bei der Salzgabe nach einer Beschwerden-Hierarchie vorgehen: Zuerst behandeln Sie diejenigen, die akut im Vordergrund stehen. Wenn sich das Bild bessert, kann der nächste Mangel ausgeglichen werden und so fort. Wenn Sie auf diese Weise schrittweise arbeiten, können Sie mit der Einnahme von Schüßler-Salzen rasch einen spürbaren Erfolg erreichen.

Die Einnahmedauer hängt von der Zahl und der Stärke der unterschiedlichen Mängel ab.

Wichtig: Schüßler-Salze bestehen aus zwei »Partnern«

Für eine erfolgreiche Behandlung sollten Sie beachten, dass die Lebenssalze immer Mineralstoffverbindungen sind, die aus zwei Partnern bestehen. Wird ein Mangel an einem Mineralstoff festgestellt, müssen Sie also den dazu gehörenden Partner finden. Da beispielsweise Natrium nie allein als Natriumion im Körper auftritt, sondern immer in Begleitung eines negativ geladenen Gegenparts, kann ein Mangel als Natriumchlorid- (Nr. 8), Natriumphosphat- (Nr. 9) oder als Natriumsulfatmangel (Nr. 10) in Erscheinung treten, je nachdem, welcher weitere Begleiter sich ebenfalls eher im Mangel befindet.

Diese Partner gehören bei den Schüßler-Salzen zusammen

- Calcium mit Fluorid, Phosphat und Sulfat
- Kalium mit Chlorid, Phosphat und Sulfat
- Natrium mit Chlorid, Phosphat und Sulfat
- Magnesium und Eisen (Ferrum) jeweils mit Phosphat
- Kieselsäure ist eine Verbindung aus H_2O = Wasser und Siliziumdioxid, in der unbelebten Natur = Quarz

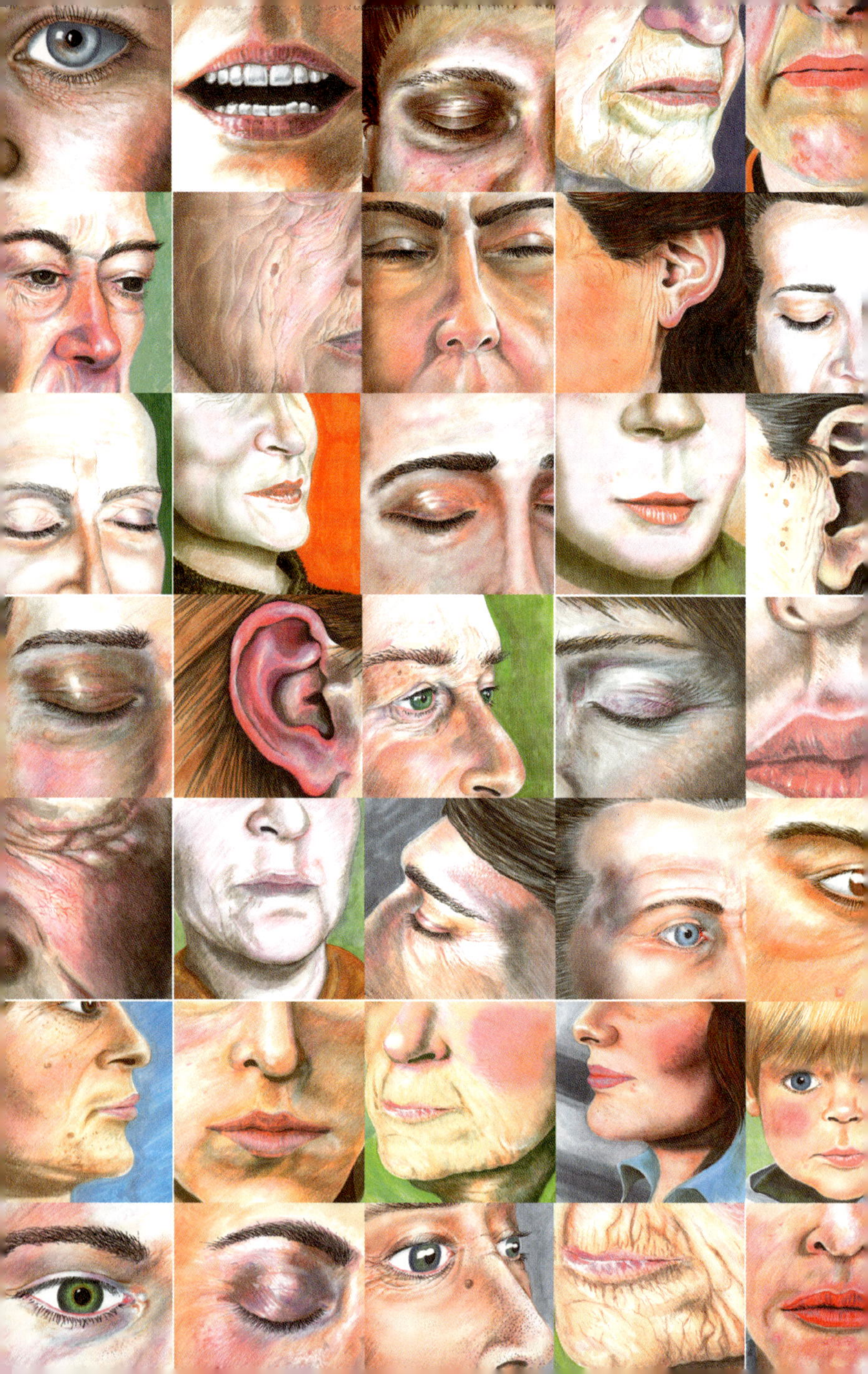

Zwölf Salze – zwölf Typen

Zwölf Salze – zwölf Typen

Um Ihnen die Wahl des richtigen Salzes zu erleichtern, finden Sie im folgenden für jedes der zwölf Schüßler-Salze eine kurze Funktions-Beschreibung und einen idealtypischen »Mangel-Steckbrief« mit allen Charakteristika, die zu den Merkmalen eines speziellen Salzmangel-Typs gehören. Der Schwerpunkt liegt dabei auf den charakteristischen Zeichen im Gesicht. In der Praxis kommen die Kennzeichen selten so idealtypisch wie hier vor, sie sind aber zum optimalen Einprägen und Wiedererkennen einzeln dargestellt.

Nr. 1 Calcium fluoratum

Zielgewebe Nr. 1: Bindegewebe, Knochen, Zahnschmelz, Sehnen, Bänder, Hautoberfläche, Arterienwände

Calcium ist ein zentraler Bestandteil des Bindegewebes und der Knochen. Darüber hinaus spielt es eine wichtige Rolle für die Signalübertragung innerhalb des Nerven- und Muskelsystems und bei allen Zellen. Fluoridverbindungen bilden die härteste Substanz im Körper, den Zahnschmelz. Überall, wo Strukturen mechanisch geschützt werden müssen, hat Calcium fluoratum (Kalziumflorid) Bedeutung: in der obersten Hautschicht, in Zell- und Arterienwänden, Sehnen, Bändern und in der Knochenhaut. Bei einer Beeinträchtigung des Kalziumfluorid-Stoffwechsels kann es zu einer Erschlaffung der elastischen Gewebe, zu Rissen in der Haut und zu einer so genannten Bindegewebsschwäche kommen. Auch zur Arteriosklerose soll ein Zusammenhang bestehen.

Merken (!) Memo: Calcium fluoratum ist das wichtigste Salz bei Haut-, Nagel- und Knochenproblemen.

Steckbrief Calcium-fluoratum-Mangel

Allgemeine Zeichen

- Rissige Hände und Lippen
- Spröde Hand- und Fußnägel
- Übermäßige Hornhautbildung an Händen und Fersen
- Neigung zu Krampfadern
- Oftmals Senk-, Spreiz- oder Knickfuß
- Knochensporne, »Überbeine«
- Verlust an Knochensubstanz (Osteoporose)
- Senkungsbeschwerden: unwillkürlicher Harn- oder Stuhldrang

Charakteristische Absonderungen

Absonderungen trocknen schnell zu einer festen Kruste ein, »ätzend«

Verschlechterung durch

Kälte und feuchtkalte Umgebung

Ruhe

Besserung durch

Wärme bzw. Hitze

Bewegung

Bäder

Psychische Eigenheiten

Angst, vor dem Gegenüber nicht bestehen zu können

Zeichen im Antlitz

Würfelfalten. Diese typischen Falten finden sich am oberen und unteren Augenlid. Sie beginnen am inneren Augenwinkel und ziehen in Richtung des äußeren Augenwinkels. Würfelfalten entstehen dort, wo sich zwei annähernd waagerecht und zwei annähernd senkrecht verlaufende Falten schneiden

Am besten kann man die Würfelfalten erkennen, wenn der Betreffende auf einem Stuhl sitzend nach oben blickt.

und damit ein Viereckmuster bilden. Sie sind allerdings nicht streng geometrisch, sondern zeigen sich oft in Form von Rauten oder Parallelogrammen. Da sich die durch die Falten begrenzten Hautpartien erheben, entsteht der Eindruck eines Würfels.

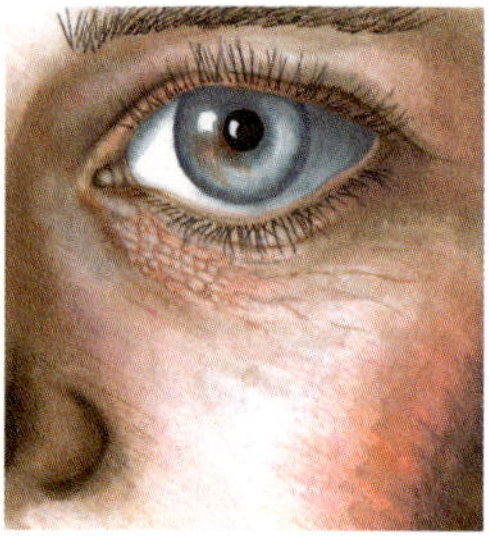

Typisch für Nr. 1: Würfelfalten

Mangel an Calcium fluoratum und Ausprägung der Würfelfalten hängen voneinander ab. Je feiner das Karomuster ausgebildet ist, desto größer ist der Mangel an diesem Salz. *Zahnspitzen.* Diese wirken in einigen Fällen durchsichtig.

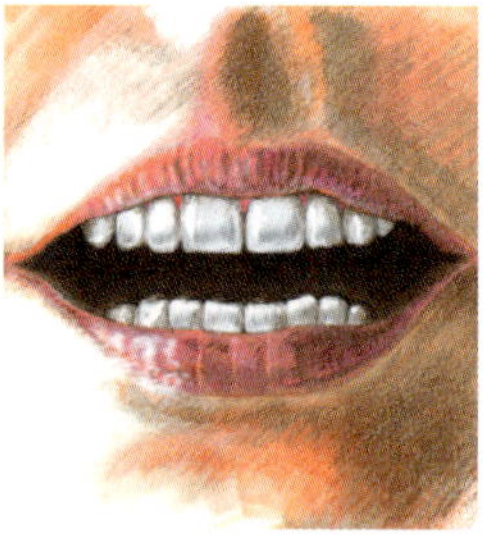

Typisch für Nr. 1: durchsichtige Zahnspitzen

Fächerfalten. Wenn die Querfalten fehlen, kommt es zu Fächerfalten. Sie bilden sich nur auf den Unterlidern und können besonders gut bei geschlossenen Augen des Gegenübers beobachtet werden.

Verfärbungen im Augenbereich. Diese Zeichen sollten Sie besonders aufmerksam betrachten. Sie zeigen sich auch bei Kalium chloratum, Kalium sulfuricum und Natrium sulfuricum und können leicht verwechselt werden. Ein Mangel an Calcium fluoratum ruft eine bräunliche Verfärbung hervor, die wie schwarz hinterlegt wirkt.
Zunge. Die Zunge ist oft rissig, borkig, trocken und bräunlich.
Blaue Lippen.
Schuppen. Sie finden sich im Gesicht häufig auf dem Oberlid.
Firnisglanz auf der Stirn. Er ist ebenfalls typisch für einen Mangel an Calcium fluoratum. Er wirkt wie eine feine dünne Lackschicht (wie auf einem Ölgemälde) und verleiht der Oberfläche matten Glanz. Am besten ist er bei Betrachtung des geschlossenen Auges und der Stirn von der Seite zu beobachten.

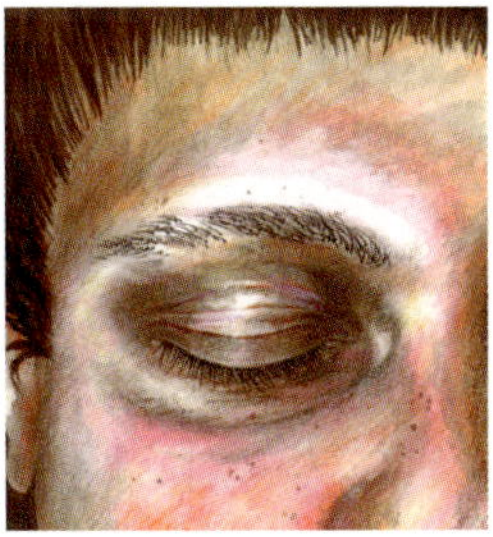

Typisch für Nr. 1: Bräunlich-schwarze Verfärbung und Firnisglanz

Nr. 2 Calcium phosphoricum

Zielgewebe Nr. 2: Knochen (auch in Zähnen, Wirbelsäule), Muskeln, Blutbildung

Calcium phosphoricum findet sich in allen Zellen, insbesondere in den Knochenzellen. Bei Neubildungen im Körper spielt es eine wichtige Rolle. In der Therapie nach Schüßler gilt dieses Salz als notwendiger Baustein für den Eiweißaufbau. Schüßler leitete ab, dass ein Mangel Erneuerungs- und

Aufbauvorgänge stört. Die Rachitis (Englische Krankheit) ist in unserer Zeit nur noch selten zu beobachten, sie war zu Schüßlers Lebzeiten jedoch ein wichtiges Einsatzgebiet. Heute ist die wichtigste Heilanzeige für Calcium phosphoricum ein schlecht heilender Knochenbruch. Als Hausmittel bewährt es sich, um Heilungs- und Wachstumsprozesse zu unterstützen. In Verbindung mit Nr. 8 (Natrium chloratum) ist Calcium phosphoricum außerdem ein Mittel für die

Steckbrief Calcium-phosphoricum-Mangel

Allgemeine Zeichen

- Kopfschmerzen
- Nasenbluten, Nasenpolypen
- Verzögerte Knochenbildung, spätes Zahnen, Zähneknirschen
- Knochenschwund (Osteoporose)
- Haltungsschäden
- Herzjagen
- Weiße Flecken auf Zähnen und Nägeln
- Heißhunger auf Pikantes (Geräuchertes, Senf, Ketchup)

Charakteristische Absonderungen

Eiklar-ähnlich, nach Eintrocknen gelblich-weiße Krusten

Verschlechterung durch

Feuchtkalte, nasskalte Umgebung, Durchnässung

Besserung durch

Hitze, trockene Umgebung

Entspannung

Psychische Eigenheiten

Angst, nicht wahrgenommen zu werden

Erholungsphase nach akuten Krankheiten. Die Skelettmuskulatur ist ebenfalls auf eine ausreichende Versorgung mit Calcium phosphoricum angewiesen.

Memo: Calcium phosphoricum unterstützt generell Heilung und Wachstum.

Merken (!)

Zeichen im Antlitz

Wächsernes Aussehen. Das Gesicht wirkt wie mit einer feinen Wachsschicht überzogen und erinnert (besonders im Bereich der Ohren, zum Teil im Bereich der Unterkante der beiden Nasenflügel) an eine Wachspuppe. Die obere Gesichtshälfte ist oft stärker betroffen als die untere. Der Gesamteindruck eines Calcium-phosphoricum-Gesichtes lässt sich mit käsigweiß beschreiben.

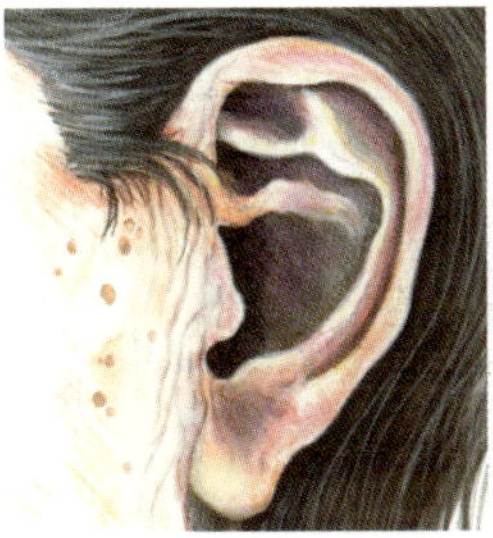

Typisch für Nr. 2: wächserner Ton an den Schläfen

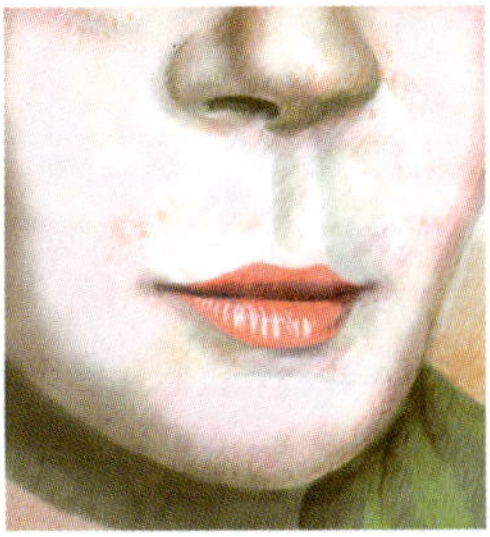

Typisch für Nr. 2: wächserner Ton an Mund und Nase

Wenn Sie sich etwas von der Person entfernen, lässt sich der Gesamteindruck besser erkennen als aus der Nähe. Bei starkem Mangel wirken die Augenbrauen, als sei der Untergrund wächsern, wobei der Eindruck vor allem in Richtung Oberlid weiter verläuft.

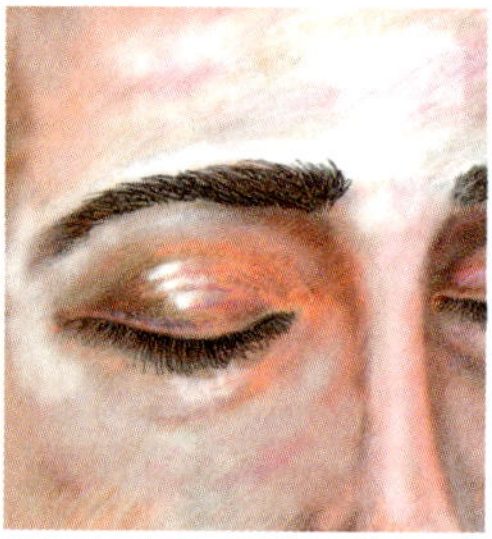

Typisch für Nr. 2: wächserner Ton der Augenpartie

Weiße Flecken auf Zähnen und Nägeln.
Schmallippiger Mund.
Zungenzeichen. Die Zunge ist häufig angeschwollen und weiß belegt. Die Betroffenen haben ein pelziges Gefühl.
Krampfneigung. Es kommt zu Muskelkrämpfen. Die gesamte Gesichtsmukulatur wirkt angespannt, die Backenmuskulatur ist fühlbar angespannt.

Nr. 3 Ferrum phosphoricum

Zielgewebe und -zellen Nr. 3: rote Blutkörperchen, Immunzellen, Gefäßsystem, Darm

Eisen ist wichtiger Bestandteil des roten Blutfarbstoffes und der Muskelzellen. Der rote Blutfarbstoff bindet Sauerstoff und transportiert ihn in sämtliche Zellen des Körpers. Eisenmangel führt zu Müdigkeit, Konzentrationsschwäche, Muskelschwäche und Infektanfälligkeit, da er unter anderem den Sauerstofftransport verschlechtert. Kaffee und vor allem Gerbstoffe, beispielsweise aus schwarzem Tee, behindern die

Aufnahme von Eisen im Körper. Während der monatlichen Regelblutung tritt regelmäßig ein größerer Verlust auf.

Ferrum phosphoricum ist in der Schüßler-Therapie das Hauptmittel im ersten Stadium einer Entzündung und bei frischen Wunden, Quetschungen, Verstauchungen und Blutungen, weil es die Heilung fördert. Zudem unterstützt es die Abwehrvorgänge, stärkt die Widerstandskraft und verbessert die Konzentrationsfähigkeit. Außerdem kann das Mittel zur Blutstillung und als allgemeines Schmerzmittel eingesetzt werden.

Memo: Wichtiges Salz in der Anfangsphase bei Entzündungen, frischen Verletzungen und Verbrennungen (Sonnenbrand).

Merken (!)

Steckbrief Ferrum-phosphoricum-Mangel

Allgemeine Zeichen

- Konzentrationsstörungen
- Fieber (eher weniger hoch: bis ca. 39 ° C)
- Klopfender Entzündungsschmerz
- Häufige Infekte, Entzündungen

Charakteristische Absonderungen

Keine

Verschlechterung durch

Wärme (auch Bettwärme)

Bewegung

Liegen auf der rechten Seite

Besserung durch

Kühlung oder Kälte

Psychische Eigenheiten

Reibung an der Umgebung und der inneren Welt (»Sich selbst im Weg stehen«)

Zeichen im Antlitz

Entzündete Hautstellen. Bei Ferrum-phosphoricum-Mangel sind diese durch einen roten Hof gekennzeichnet. Es kann sich dabei z.B. um entzündete Mitesser aufgrund der Abwehrschwäche handeln, die ein Ferrum-phosphoricum-Mangel bewirken kann.

Rötungen im Gesicht sind leider nicht immer ein Zeichen für gesunde Frische. Sie können auch auf einen Ferrum-phosphoricum-Mangel weisen.

Ferrum-Röte. Sie ist überaus typisch und erinnert an die tiefe, intensive Rötung, die beispielsweise bei einem Kind zu beobachten ist, das draußen in der Kälte herumtobt und dann wieder ins Haus kommt. Häufig sind auch warme rote Flecken (»hektische« Flecken) im Gesicht oder am Hals zu beobachten. Wie der Name schon sagt, treten diese Stellen bei Aufregung zu Tage.

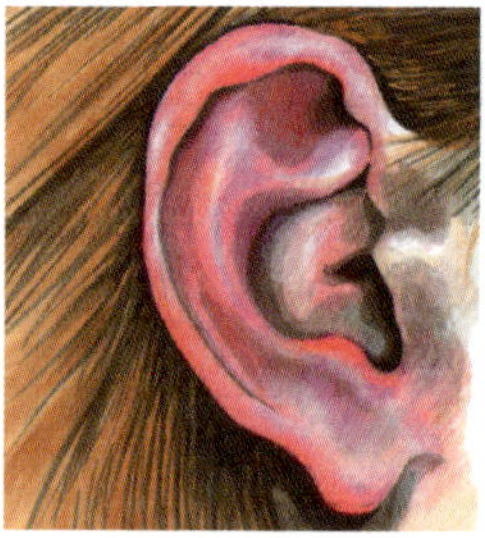

Typisch für Nr. 3: warme, rote Ohren

Warme rote oder nur auffallend warme Ohren. Auch gerötete, warme Ohren, die ohne ersichtlichen Grund immer wieder auftreten, sind ein Indiz für einen Ferrum-Mangel.

Eisenschatten. Durch den so genannten »Eisenschatten«, also die dunkle Verschattung der Augenhöhlen, wirkt das Auge hohl. Er bewirkt, dass der Betroffene übernächtigt und etwas elend aussieht, auch wenn er genügend Schlaf bekommt. Die Verschattung lässt sich aus der Entfernung von zwei bis drei Metern besser beurteilen als direkt aus der Nähe. Es gibt sie in verschiedenen Intensitätsgraden.

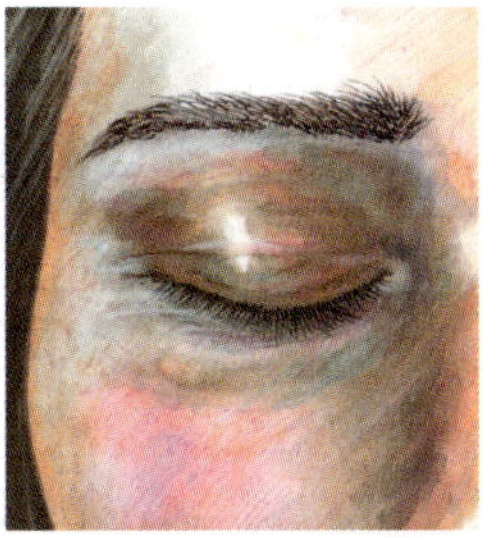

Typisch für Nr. 3: bläulich-schwarzer Schatten am Auge

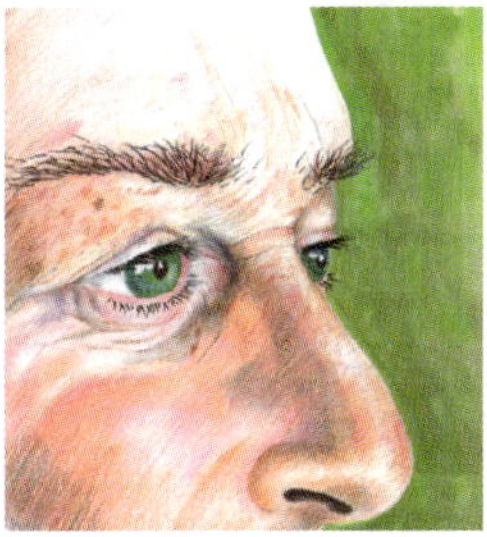

Typisch für Nr. 3: bläulich-schwarzer Schatten an der Nasenwurzel

Die Verschattung reicht meist von der Nasenwurzel zum inneren Augenwinkel, sodass sie bei seitlicher Aufsicht besser zu erkennen ist. Ein stärkerer Mangel hat sich bereits ausgebildet, wenn nicht nur ein Schatten, sondern tatsächlich eine *Eintiefung* sichtbar wird. Die Behandlung muss hier über längere Zeit erfolgen. Zusätzliche Entspannung sowie reichlich Schlaf sind wichtig.

Bläulich-schwarzer Schatten an der Nasenwurzel. Er führt zu einem »übernächtigten« Aussehen.

Nr. 4 Kalium chloratum

Auch Kalium chloratum (Kaliumchlorid) ist Bestandteil praktisch aller Zellen, wobei dieses Salz eine besondere Beziehung zum Bindegewebe hat. Darüber hinaus bezeichnet die

Zielgewebe Nr. 4: Abwehrsystem, Bronchien

Schüßler-Therapie das Salz als »Betriebsstoff für die Drüsen«, wobei mit Drüsen die Lymphknoten, also Ansammlungen von Lymph- und Abwehrzellen, sowie die Rachen- und Gaumenmandeln gemeint sind. Kaliumchlorid ist das Hauptmittel bei Entzündungen im zweiten Stadium, also in der Phase, in der die Infektion oder Entzündung »blüht«. Es verhindert, dass sich die Entzündung festsetzt und chronisch wird. Die

Steckbrief Kalium-chloratum-Mangel

Allgemeine Zeichen

- Hautgrieß
- Neigung zu Übergewicht
- Weißer Zungenbelag
- Lymphknotenschwellungen
- Schleimiger, eher weißlicher Husten
- Krampfadern
- Besenreiser an den Beinen

Charakteristische Absonderungen

Weißlich bis grau schleimig

Weißliche Bläschen

Weißgraue kleieartige Schuppen

Verschlechterung durch

Fett

Schwere Speisen

Bewegung

Elektromagnetische Strahlung

Besserung durch

Entspannung

Lockerung

Psychische Eigenheiten

Überbetonung der Gefühle

bewährten Einsatzgebiete in der Schüßlertherapie sind Mandelentzündung, Bronchitis, Heiserkeit und die Kinderkrankheiten Masern, Scharlach, Mumps, Keuchhusten mit Stockschnupfen. Auch bei Mittelohrentzündung, Bindehautentzündung, Gelenkschwellungen und Sehnenscheidenentzündung sollte an das Salz gedacht werden.

Memo: Entgiftung, Zellfunktion allgemein; wichtiges Heilmittel für die Schleimhäute, nach Ausbruch von Infekten, in der »blühenden« Phase von Entzündungen.

Merken (!)

Zeichen im Antlitz

Milchige (milchig-rötliche oder milchig-bläuliche) Färbung der Ober- und Unterlider und auf der Oberlippe. Typisch für einen Kalium-chlorid-Mangel ist die Begrenzung der milchigen Färbung auf die Augenpartie und auf die Oberlippe (»Milchbart«), nur selten reicht sie bis unter die Unterlippe. Um die Augen kann der Eindruck einer milchigen Brille entstehen. Die Einfärbung wirkt eher wie ein außen aufliegender Belag als wie eine Einfärbung der Haut selbst.

Sie erinnert an mit Deckweiß abgemischte Farbe, ist also nicht klar.

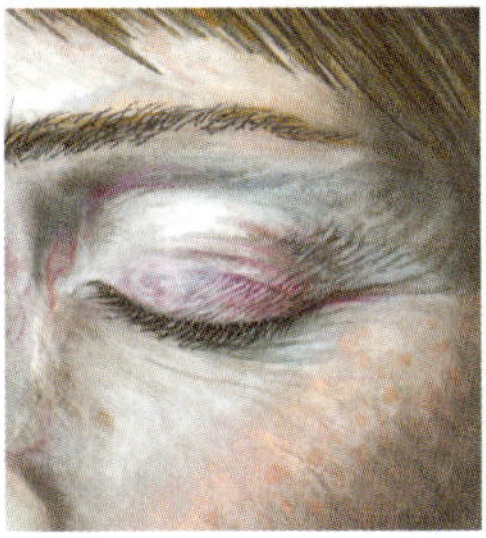

Typisch für Nr. 4: milchig rötlich-bläuliche Färbung des Oberlides

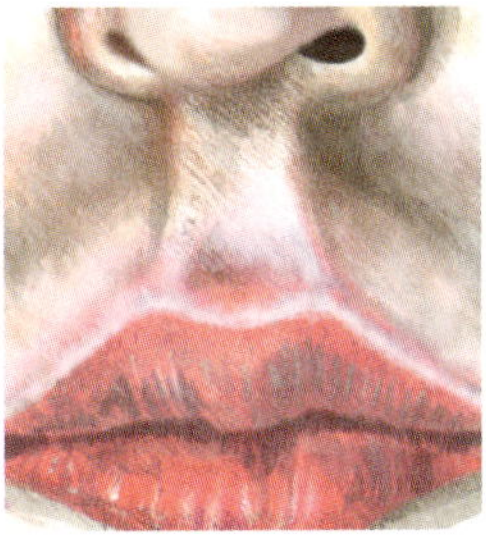

Typisch für Nr. 4: milchig-rötliche Färbung der Oberlippe

Wenn der Betreffende nach oben schaut, ist die milchige Färbung oft besser zu erkennen.

Milchig-rötliche Färbung. Die charakteristische Färbung ist vor allem zwei bis drei Millimeter vom Unterlid aus nach unten zu sehen. Häufig tritt sie zusammen mit Würfelfalten auf.

Milchig-bläulicher Schatten. Diese Färbung findet man vielfach auf dem Oberlid. Der rötliche und der bläuliche Farbton können sich gelegentlich auch zu einem violetten milchigen Schleier vermischen.

»Kupferfinnen« (Couperose). Sie sind ein weiteres Anzeichen für einen Mangel an Kalium chloratum und finden sich vor allem auf den Wangen und auf der Nase. Die erweiterten roten Äderchen (Couperose) erklärte Schüßler damit, dass bei diesem Mangel das Blut eindickt. Dadurch werden die oberflächlich gelegenen Äderchen gedehnt und treten sichtbar in Erscheinung. An den Beinen sind sie als bläuliche »Besenreiser« bekannt.

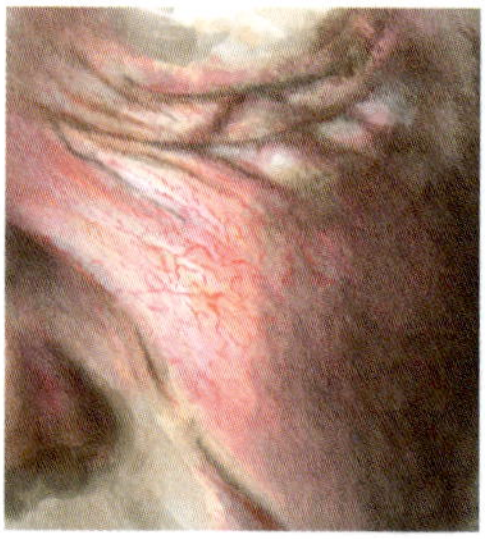

Typisch für Nr. 4: Couperose

Übermäßig gebildeter Hautgrieß. Weiß-gelbliche, nicht entzündete Knötchen, der so genannte Grieß, gelten ebenfalls als charakteristisches Kennzeichen für einen Kalium-chloratum-Mangel. Durch die Einregelung des Kalium-chloratum-Ungleichgewichts wird ihrer Entwicklung Einheit geboten.

Nr. 5 Kalium phosphoricum

In der Verbindung mit Kalium hat Phosphor in erster Linie eine Beziehung zum Nervensystem. Vor allem Gehirn- und Nerven-, aber auch Muskelzellen sind auf Kalium phosphoricum angewiesen, sodass es bei Nervosität, Schlafstörungen, Erschöpfung, Gedächtnis- und Muskelschwäche als »Nähr-

Steckbrief Kalium-phosphoricum-Mangel

Allgemeine Zeichen

- Mundgeruch, der sich auch nicht durch Zähneputzen beseitigen lässt
- Nervosität
- Rasche Erschöpfung, Niedergeschlagenheit
- Ständiges Hungergefühl, auch nach dem Essen
- Zahnfleischbluten und -schwund
- Platzangst, Lähmungen
- Fieber über 38,5 ° C unter der Achsel

Charakteristische Absonderungen

Schmierig, unangenehm riechend, mit Blutspuren, scharf (ätzend), nach dem Eintrocknen schmierige Schuppen oder Krusten

Verschlechterung durch

Essen
Kälte
Anstrengung, besonders morgens

Besserung durch

Wärme, Ruhe

Psychische Eigenheiten

Raubbau an den eigenen Kräften
Übertriebene Selbstaufgabe

salz« eingesetzt wird. Auch Herzschwäche wird von Schüßler als Einsatzgebiet angegeben.

Zielgewebe Nr. 5: Nerven (zentrales und peripheres Nervensystem, Psyche), Muskeln und Milz

Besondere Bedeutung hat dieses Salz zudem für die Energiebereitstellung, da die Energieüberträger im Organismus Phosphate sind. Kalium phosphoricum baut gemeinsam mit Natrium chloratum (Nr. 8) Gewebe auf. Bewährt hat es sich bei hohem Fieber, wo es rasch wirkt. Als Schüßler-Salz ist es ein biochemisches »Antiseptikum«, wirkt also gegen Entzündungen. Auch bei unangenehmem Mundgeruch ist es effektiv.

Merken (!)

Memo: Energiebereitstellung, Impulsübertragung, Gewebeaufbau; fiebersenkend, Antiseptikum; »Nervensalz« bei Erschöpfung, Hyperaktivität, Verstimmung, Nervosität; das »Muskelsalz«.

Zeichen im Antlitz

Matte Augen. Dic stumpfen, nicht mehr glänzenden Augen weisen auf die Energielosigkeit, die geschwundene Vitalität oder »Lebenskraft« hin.

Zahnfleischbluten oder -schwund. Die lästigen bis schmerzhaften Symptome lassen ebenfalls auf einen Mangel an dem Schüßlersalz Nr. 5 schließen.

Aschgrauer Hauch auf der Haut, vor allem vom Kinn ausgehend. Der ungesunde Hauch kann sich über das gesamte Gesicht ausbreiten. Hier ist es kein schwarzer oder schwärzlicher Unterton, sondern tatsächlich das Grau von Kamin- oder Zigarrenasche. Es ist auch vergleichbar mit der Farbe von Wasser, in das grauer Ton eingelegt wurde. »Er wurde aschfahl« ist ein immer noch häufig verwendeter Vergleich, der die Tönung gut beschreibt.

Mundgeruch. Der durch diesen Mineralsalzmangel ausgelöste Mundgeruch lässt sich durch Zähneputzen nicht beseitigen.

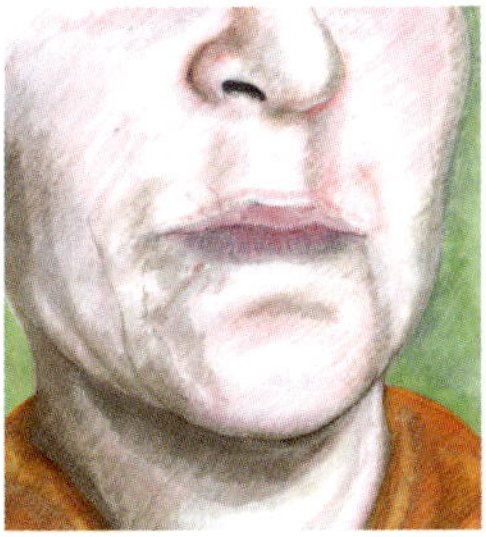

Typisch für Nr. 5: grauer Hauch über dem Gesicht

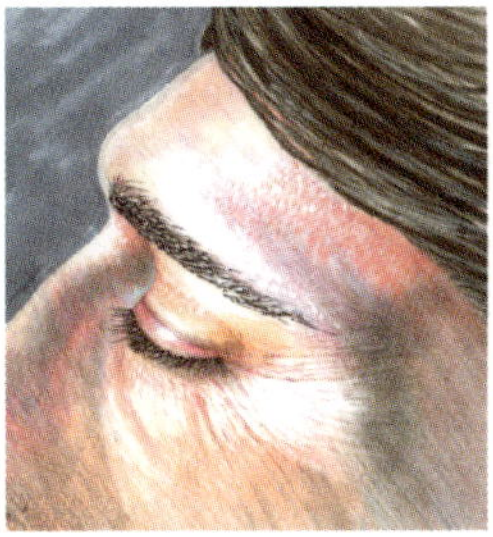

Typisch für Nr. 5: grauer Hauch und eingefallene Schläfen (mit geschlossenem Auge)

Eingefallen wirkende Schläfen. Neben einem übernächtigten, umschatteten Aussehen der Augen fallen vor allem eingefallene Schläfen auf. Sie treten bei einem längeren Kalium-phosphoricum-Mangel in Erscheinung.

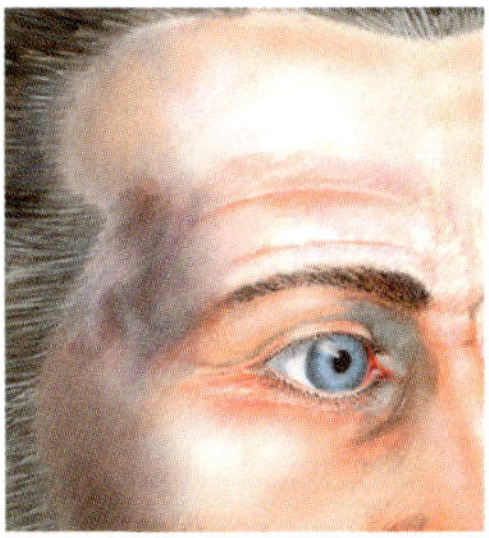

Typisch für Nr. 5: grauer Hauch über dem Gesicht

Nr. 6 Kalium sulfuricum

Wie die Nummer 3, Ferrum phosphoricum, ist auch dieses Salz ein wichtiger Sauerstoffüberträger in die Zelle hinein. Es spielt eine Rolle bei der Pigmentierung der Haut und ist das

Mittel für das dritte Stadium einer Entzündung, also die Abheilungsphase, in der die Gefahr besteht, dass sie nicht völlig ausgeheilt und damit chronisch wird. Besonders empfehlenswert ist es bei Katarrhen mit gelblich-schleimigem Sekret, beispielsweise Schnupfen. Es fördert die Abheilung bei Masern, Scharlach und Röteln. Kalium sulfuricum wird in der Bauchspeicheldrüse benötigt, die neben Verdauungssäften auch das blutzuckersenkende Hormon Insulin herstellt.

Zielgewebe Nr. 6: Leber, Haut, Schleimhäute, Bauchspeicheldrüse

Haut-, Schleimhaut- und Muskelzellen regenerieren recht rasch und benötigen daher besonders Kalium sulfuricum. Bei Mangel schuppt sich die Haut. Mit seiner Beziehung zur Leber dient dieses Salz darüber hinaus der Entschlackung und Entgiftung, das heißt dem Ableiten belastender Stoffe.

Tipp: Kalium sulfuricum regt die Entgiftung der Zellen an und setzt damit ausscheidungspflichtige Stoffe (»Schlacken«) frei. Damit sie nicht im Übermaß anfallen, nimmt man gleichzeitig auch Natrium sulfuricum (Nr. 10) ein, um die Schlacken aus dem Körper auszuleiten.

Ein Bedürfnis nach Frischluft und genug Platz

Das wichtigste Kennzeichen für einen Mangel an diesem Mineralstoff ist der Lufthunger durch den verminderten Sauerstofftransport und das Bedürfnis, ausreichend Platz um sich herum zu haben. Auch Asthma, Neurodermitis (endogenes Ekzem), Übelkeit durch Aufregung, übermäßiger Pilzbefall des Darms und Völlegefühl nach dem Essen weisen auf einen Mangel an Kalium sulfuricum hin. Nach Schüßler ist der Bedarf besonders hoch, wenn »Verbranntes« genossen wird, also Kaffee (= geröstete Bohnen), Tabak und Gegrilltes.

Merken (!)

Memo: Abbau, Ausscheidung, Sauerstofftransport; wichtig bei chronischen Krankheiten (Haut, Leber), Entzündungen; unterstützt in der dritten Phase von Entzündungen und Verletzungen die Heilung.

Steckbrief Kalium-sulfuricum-Mangel

Allgemeine Zeichen
- Muttermale oder Pigmentflecken
- Hautschuppen
- Ekzeme
- »Lufthunger« (starkes Bedürfnis nach frischer Luft)
- »Platzangst« (Klaustrophobie)
- Druckgefühl im Oberbauch
- Muskelkater

Charakteristische Absonderungen
Gelblich-bräunlicher Schleim
Hautabschuppung auf klebrigem Grund

Verschlechterung durch
Spätnachmittag und Abend
Warme Räume

Besserung durch
Kühle, frische Luft

Psychische Eigenheiten
Ärger
Übereifriges Erfüllen von Pflichten und Erwartungen

Kaffeetrinker haben häufig gelbliche Hautflecken, vor allem von der unteren Kinnkante hinab zum Hals.

Zeichen im Antlitz

Bräunlich-gelblicher (nicht bräunlich-schwärzlicher!) Belag. Oft scheint er wie ein Make-up auf der Haut zu liegen.

Bräunlich-gelbliche Schattierung. Sie kann sich A-förmig von der Nasenwurzel zum unteren Kinnrand hin oder größerflächig im gesamten Gesicht ausbreiten. Beschrieben wird auch eine Ausbreitung als breiter Streifen auf der Stirn. Ist das übrige Gesicht betroffen, zeigt sich die Schattierung, vor allem bei nicht gebräuntem Gesicht, im Schläfen- und Kieferbereich, weniger auf den Wangen selbst.

Pigmentflecken. Diese und die so genannten Altersflecken mit gelblich-bräunlicher Färbung weisen ebenfalls auf einen Kalium-sulfuricum-Mangel hin. Die Altersflecken können sich in einigen Fällen auch zu »Alterswarzen« mit Verhärtung entwickeln. Da bei Rauchern fast regelmäßig ein Kalium-sulfuricum-Mangel besteht, können Sie Mangelzeichen hier besonders gut studieren.

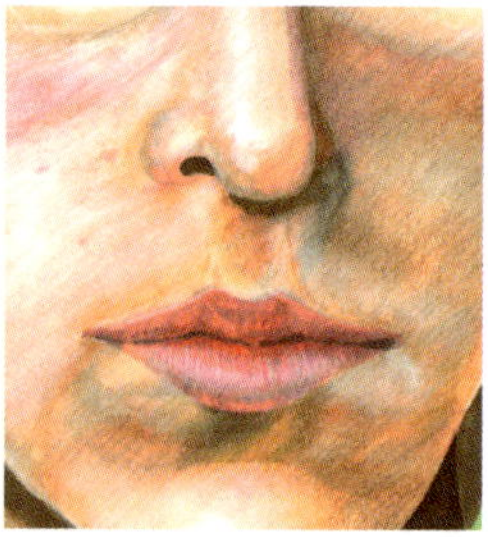

Typisch für Nr. 6: bräunlich-gelbliche Färbung der Mundpartie

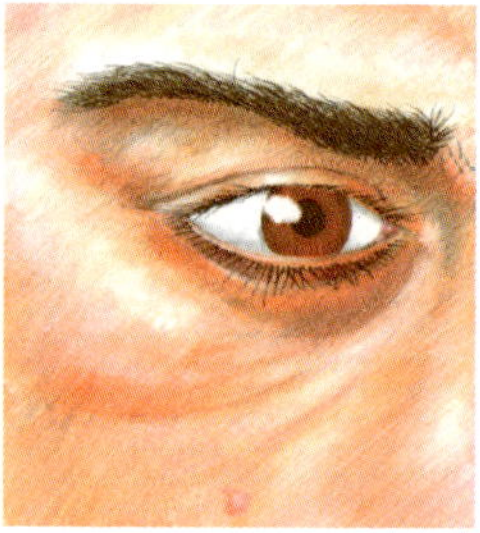

Typisch für Nr. 6: bräunlich-gelbliche Färbung um das Auge

Bräunlich-gelblicher Schatten um die Augen. Zeigt sich ein Schatten um die Augen, ist es besonders wichtig, den Farbton genau zu untersuchen, denn andere Schattierungen weisen auf andere Salze hin.

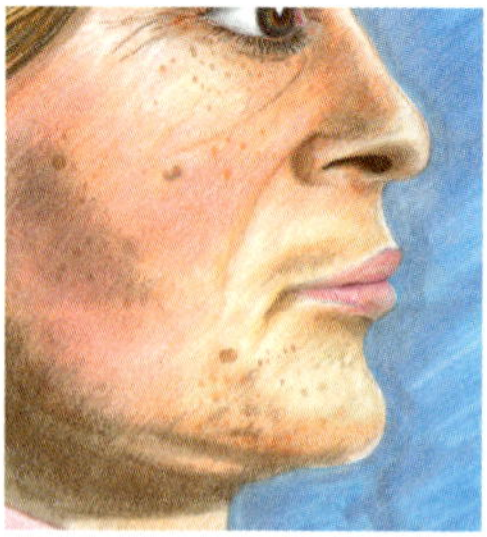

Typisch für Nr. 6: bräunlich-gelbliche Färbung um die Mundpartie und fortschreitend

Nr. 7 Magnesium phosphoricum

Zielgewebe Nr. 7: Herz, Darm, glatte Muskulatur, autonome Nervenknoten

Magnesium phosphoricum ist für die Impulsübertragung und die Funktion der Nerven- und Muskelzellen nahezu ebenso wichtig wie Calcium phosphoricum. Ein Mangel kann zu Muskelkrämpfen durch Übererregbarkeit führen, beispielsweise zu Waden-, Blasen-, Magen- und Darmkrämpfen sowie zu »Herzstolpern«. Besonders das unwillkürliche (autonome) Nervensystem und die von ihm innervierten glatten Muskelfasern in den Hohlorganen benötigen Magnesium phosphoricum. Es ist ein verkrampfungslösendes Mittel und wirkt bei schmerzhaften Blähungen, Nabelkoliken, Gallen- und Nierenkoliken.

Typische Schmerzen

Charakteristisch bei einem Mangel sind blitzartig einschießende, wechselnde, bohrende und wandernde Schmerzen wie auch Koliken. Hierzu können Migräne und das reifenartige Druckgefühl bei Angina pectoris gehören (die selbstverständlich ärztlich behandelt werden muss). Auch ein Kloßgefühl im Hals weist auf einen Magnesium-phosphoricum-Mangel hin. Hinweise auf dieses Salz gibt zudem ein chronischer Schokoladenhunger (aber nicht allgemeiner Süßhunger). Übermäßiges Rot werden oder Neigung zu »hektischen Flecken« am Hals sind weitere Hinweise in diese Richtung. Verschiedentlich wurde auch beobachtet, dass Elektrosmog (verursacht z. B. durch Dimmer, Trafos, Drucker, Kopiergeräte, Handys, Hochspannungsleitungen) den Bedarf an diesem Salz steigert. Entspannend wirkt Magnesium phosphoricum auch bei Schlafstörungen.

Merken (!)

Memo: Antrieb, geordnete Muskelspannung, Reizleitung im autonomen Nervensystem; wichtig bei Schmerzen und Krämpfen.

Steckbrief Magnesium-phosphoricum-Mangel

Allgemeine Zeichen
- Leichtes Erröten
- Blitzartig einschießende, bohrende, kolikartige, krampfartige Schmerzen
- Juckreiz
- Gier nach Schokolade
- Schlafstörungen
- Lampenfieber
- Beschwerden eher rechtsseitig

Charakteristische Absonderungen
Keine

Verschlechterung durch
Berührung
Ständigen Erfolgsdruck

Besserung durch
Wärme, »Embryohaltung« (Zusammenkrümmen)
Massieren der schmerzenden Stelle

Psychische Eigenheiten
Gefühl von Minderwertigkeit, Scham, Blamage

Zeichen im Antlitz

Wechselnde intensive Röte. Das charakteristischste Kennzeichen für das Salz ist die kommende und gehende intensive Röte. Das gerötete Gebiet ist bei einem Magnesium-phosphoricum-Mangel von außen durch Betasten nur so warm wie die Umgebung zu spüren. Der Betreffende fühlt sich aber innerlich glühend heiß.

Hektische Flecken. Hektische Flecken, die vor allem bei Frauen beobachtet werden, bilden sich an Hals und Dekolleté. Sie entstehen vor allem unter starkem Stress.

Um die Nr.-7-Röte nicht mit der ähnlichen Nr.-3-Röte zu verwechseln, wird die Temperatur des geröteten Bezirks ertastet. Bei Nr. 3 ist eine deutliche Überwärmung des roten Areals fühlbar. Der Betroffene selbst spürt die Wärme nicht auffallend.

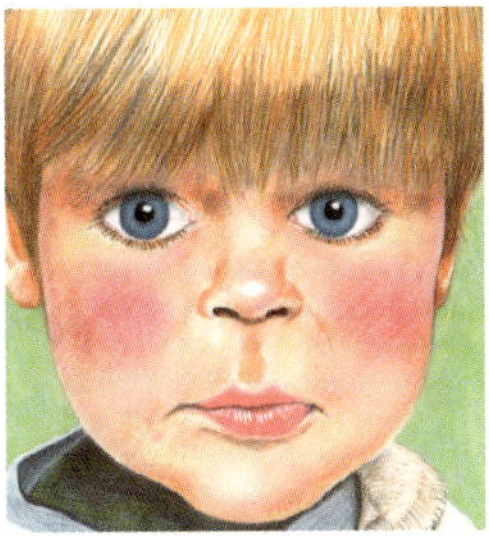

Typisch für Nr. 7: Karmesinröte an unterschiedlichen Stellen

Auffallend rote (»karmesinrote«), talergroße Flecken. Sie befinden sich auf den Wangen, rechts und links von den Nasenflügeln. Entweder bleibend oder zeitweise als Verlegenheits- oder Schamröte.

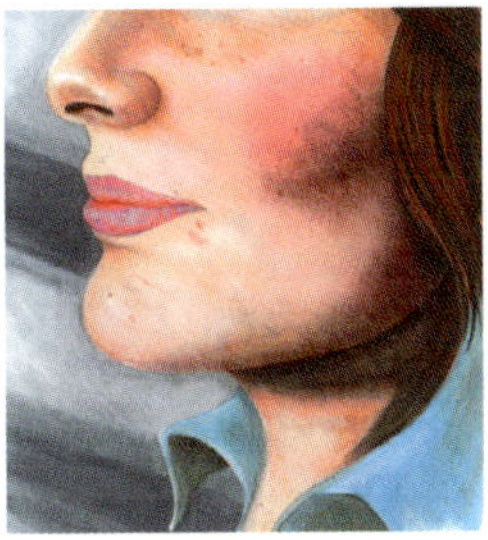

Typisch für Nr. 7: Karmesinröte auf den Wangen

Ein mit Röte überzogenes Gesicht. Die Magnesium-phosphoricum- Röte kann sich im gesamten Gesicht zeigen. Sie tritt vor allem dann auf, wenn der Betroffene angespannt oder erregt ist, also nicht ständig. Oft kann sie nur erfragt werden. Eine ständige Röte ist erst zu beobachten, wenn der Mangel deutlich ausgeprägt ist. In diesem Fall bildet sie »Apfelbacken«: zwei runde Flecken auf beiden Seiten der Nasenflügel.
Rötung nach Essen oder Alkoholgenuss. Bei einigen Menschen zeigt sich vor allem nach einer Mahlzeit oder nach Al-

koholgenuss eine auffallende Rötung im Gesicht. Auch hier ist in den meisten Fällen ein Magnesium-phosphoricum-Mangel die Ursache, wobei die anderen Salze, deren Mangel sich als Rötung zu erkennen gibt, ebenfalls berücksichtigt werden sollten. Einen genauen Vergleich der unterschiedlichen Rötungen finden Sie am Anfang des folgenden Kapitels »Einzelkennzeichen richtig zuordnen«.

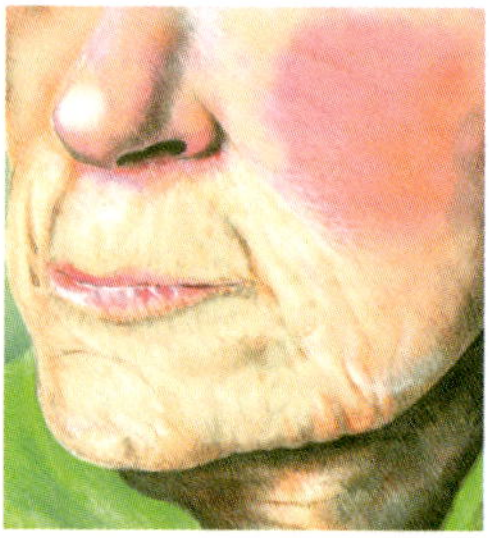

Typisch für Nr. 7: Karmesinröte (hier gepaart mit senkrechten Falten)

Nr. 8 Natrium chloratum

Natrium chloratum (Kochsalz) ist für den Flüssigkeitsgehalt in und vor allem außerhalb der Zelle unentbehrlich, weil es die Flüssigkeitsaufnahme und -abgabe reguliert und damit für das Flüssigkeitsgleichgewicht sorgt. Über das Schwitzen beeinflusst es auch die Wärmeregulation. Da es auch an der Schleimbildung beteiligt ist, hat es für die Schleimhautfunktion große Bedeutung. Unentbehrlich ist es schließlich für alle Strukturen, die nicht direkt durchblutet werden, also für Sehnen, Bänder, Knorpel, Bandscheiben und Augenlinse. Schüßler nennt als spezielle Einsatzgebiete Blutarmut, übermäßigen Tränen- und Speichelfluss, wässrigen Schnupfen und Bläschenausschlag. Auch bei Knorpel- und Gelenkproblemen wird es eingesetzt.

Wegen seiner Beziehung zu den Schleimhäuten ist Natrium chloratum bei Fließschnupfen, Heuschnupfen, Nasennebenhöhlenkatarrhen und ergänzend bei Geruchs- und Geschmacksverlust aufgrund chronischer Entzündung der Nasenschleimhäute geeignet. Wegen seines Einflusses auf den Wärmehaushalt empfiehlt es sich bei überwiegend kalten Händen und Füßen, Kälteempfindlichkeit (Zugempfindlichkeit) oder unnormaler Schweißregulierung.

Zielgewebe Nr. 8: Blut, Schleimhäute, Nieren, Knorpel

Ständig tränende oder unangenehm trockene Augen, Blasen- und Nierenentzündung oder Flüssigkeitseinlagerung im Gewebe (Ödeme) sind weitere Anzeichen für einen Mangel.

Mangel durch übermäßigen Konsum

Aufgrund bestimmter Regulierungsvorgänge wird der Mangel an Natrium chloratum durch übermäßigen Verzehr des Mineralstoffs verstärkt (Chips, in Salzlake eingelegte Lebensmittel wie Heringe, Oliven, Käse, Fertiggerichte), aber auch durch Nachsalzen und Getränke, deren Genuss die Wasserausscheidung anregt, also Kaffee, Schwarztee, Bier, Wein und Limonaden. Zwei gebutterte Brötchen, 50 g Wurst und ein mit Salz bestreutes Ei decken den durchschnittlichen Tagesbedarf eines Erwachsenen an Natrium-Chlorid (ein bis zwei Gramm). Die weiteren Mahlzeiten liefern aber meist noch zusätzlich zehn bis zwölf Gramm.

Stoffliches und potenziertes Natrium chloratum

Während zu viel stoffliches Kochsalz den Blutdruck unter Umständen steigert, kann ihn die Gabe des Schüßler-Salzes Natrium-chloratum senken. Bitte behandeln Sie aber ein folgenreiches Symptom wie Bluthochdruck nicht auf eigene Faust, sondern fragen Sie einen Arzt um Rat.

Das Prinzip »Ähnliches mit Ähnlichem heilen« kommt bei der Behandlung von Bluthochdruck zum Tragen.

Memo: Natrium chloratum reguliert den Flüssigkeits- und Wärmehaushalt und sorgt für Entgiftung.

Merken (!)

Steckbrief Natrium-chloratum-Mangel

Allgemeine Zeichen
- Klarer, wässriger Schnupfen
- Schlundbrennen

Charakteristische Absonderungen
Glasklarer, wässriger, aber brennender und wundmachender Schleim, nach Eintrocknen weißlich

Verschlechterung durch
Hitze
Sprechen
Geistige Anforderungen
Vormittagsstunden

Besserung durch
Frische Luft, kühles Bad
Druck auf den Rücken
Nüchternen Magen

Psychische Eigenheiten
Neigung zum Schmollen und Beleidigtsein
Arroganz

Zeichen im Antlitz

Schmierig wirkender Lidrand.
Ein rötlicher entzündeter Lidrand. Er beruht vielfach auf einem bereits länger andauerndem Natrium-chloratum-Mangel. Beobachtet wird auch ein roter Rand am Haaransatz der Stirn.
Kopfschuppen. Die Ursache ist meist eine trockene Kopfhaut, die vielfach ebenfalls durch einen Natrium-chloratum-Mangel verursacht ist. Sie sind zwischen den Haaren oder auf der Kleidung zu erkennen. Nachfragen nicht vergessen!
»Platzbacken«. Die für den Natrium-chloratum-Mangel zwar kennzeichnenden, aber nur selten zu beobachtenden Platz-

backen wirken wie bei einem pausbäckigen Engel, der Trompete spielt.

Gelatineglanz. Der Gelatineglanz oder Gelglanz wird vor allem bei geschlossenem Auge auf dem Oberlid beobachtet. Vergleichen lässt er sich mit dem feuchten Glanz, den eine Schnecke beim Vorwärtskriechen hinterlässt.

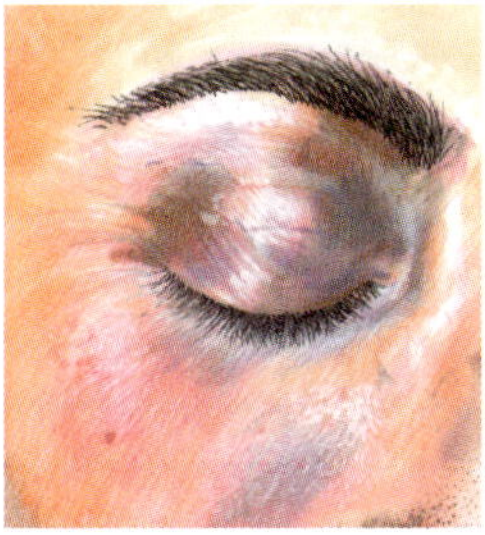

Typisch für Nr. 8:
Gelatineglanz am Oberlid

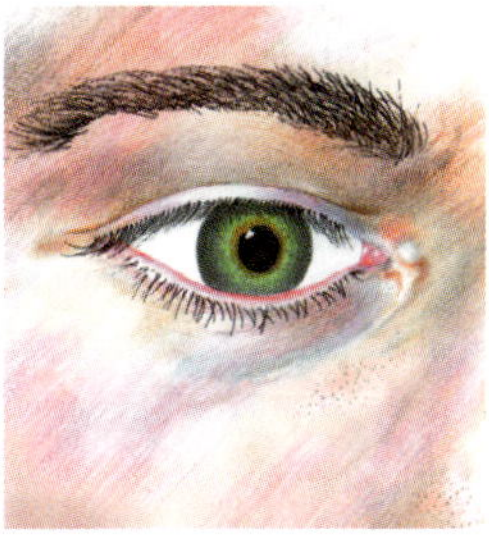

Typisch für Nr. 8:
Gelatineglanz auf dem Lid

Eine zweite typische Stelle für den Glanz ist zwei bis drei Millimeter unter dem Unterlid, während der Betreffende nach oben schaut.

Schwammige Haut mit auffallend großen Poren. Vielfach geht ein Natrium-chloratum-Mangel auch mit einem schwammigen Aussehen einher.

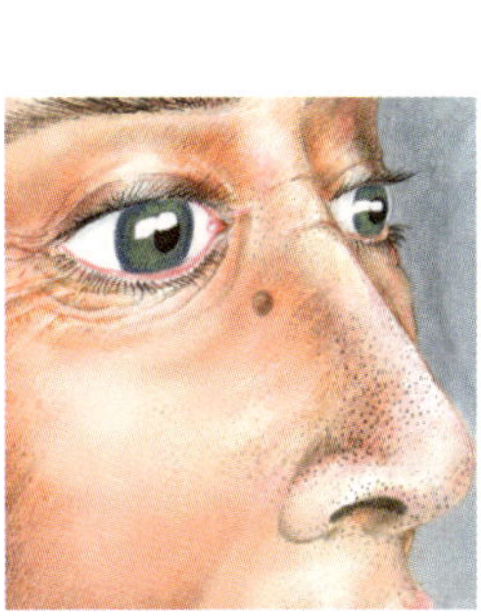

Typisch für Nr. 8:
Gelatineglanz und
grobporige Haut

Diese Erscheinung beruht zum einen auf den vergrößerten Poren, zum anderen aber auf einer vermehrten Flüssigkeitseinlagerung in der Unterhaut. Vergrößerte Poren finden sich vor allem auf der Nasenspitze, den Wangen, dem Kinn, der Stirn oder aber im gesamten Gesicht.

Feuchtigkeitsarme Haut. Die trockene Haut, die bei Natrium-chloratum-Mangel ebenfalls auftritt, ist daran erkennbar, dass der Betreffende keine Fettcreme verträgt, aber reichlich Feuchtigkeit spendende Cremes benötigt. Die Haut ist also nicht fett-, sondern feuchtigkeitsarm. Trotzdem ist auch die übermäßige Schweißbildung ein Kennzeichen für Natrium-chloratum-Mangel.

Nr. 9 Natrium phosphoricum

Bei einem Natrium-phosphoricum-Mangel sollten Sie für basenreiche Ernährung und ausgiebige Entspannung sorgen.

Auch Natrium phosphoricum (Natriumphosphat) ist in praktisch allen Körperflüssigkeiten und Zellen anzutreffen. Wichtig ist es zur Entsäuerung und bei Störungen des Fettstoffwechsels.

Da bei nahezu jedem Stoffwechselprozess Säuren gebildet werden, ist die Entsäuerung ein wichtiger Vorgang (siehe dazu das Kapitel zur Säure-Basen-Balance ab S. 117). Schüßler betont die Bedeutung von Natrium phosphoricum für einen ausgeglichenen Säure-Basen-Stoffwechsel.

Charakteristische Anzeichen für einen Natrium-phosphoricum-Mangel sind rheumatische Krankheiten, da eine Übersäuerung der Gewebe von Bedeutung ist, aber auch Sodbrennen und Magenschleimhautentzündung sowie Probleme mit einer übermäßigen oder zu geringen Fettabsonderung der Haut (Mitesser, Akne, trockene Haut, Neigung zu chronischem Ekzem). Die Körperabsonderungen riechen säuerlich. Heißhunger auf Süßes oder Mehlspeisen ist ebenfalls kennzeichnend. Auch bei Nieren- oder Blasensteinbildung kann dieses Salz das Mittel der Wahl sein. Eine einseitige Ernährung mit zuviel Zucker, Weißmehl, süßen Getränken (Limonaden) und reichlich Fleisch und Wurstwaren verstärkt einen Natrium-phosphoricum-Mangel.

Zielgewebe Nr. 9: Talgdrüsen, Fettgewebe, Lymphe, Magen

Memo: Natrium phosphoricum ist zuständig für Entsäuerung, Störungen des Fettstoffwechsels; zur Stoffwechsel-Normalisierung.

Merken (!)

Steckbrief Natrium-phosphoricum-Mangel

Allgemeine Zeichen

- Mitesser und Pickel, fettige oder trockene Haut
- Fettige oder trockene Haare
- Rheumatische Krankheiten
- Heißhunger auf Süßes und Mehlspeisen
- Sauer riechende Körperabsonderungen
- Sodbrennen, Magenschleimhautentzündung

Charakteristische Absonderungen

Honiggelb, rahmartig, eitrig, fettige Absonderungen, auch ranzig riechend, nach Eintrocknen honiggelbe Krusten

Verschlechterung durch

Übersäuernde Nahrung und Getränke
Fettreiche Speisen, Süßigkeiten
Übermäßige körperliche Belastung

Besserung durch

Basische Nahrung
Entspannung

Psychische Eigenheiten

Aggressivität, auch gegen sich selbst
Überschießender Kräfteeinsatz

Zeichen im Antlitz

Stumpfer Glanz. Der Ausdruck »stumpfer Glanz« ist vielleicht nicht ganz korrekt, denn eine Oberfläche kann entweder glänzen oder stumpf sein. Gemeint ist hier perlmuttartiger Glanz.

Er erinnert an eine Speckschwarte. Bei starkem Natrium-phosphoricum-Mangel treten aus den Poren kleine Fettperlen aus.

Stumpfer, fettiger Glanz vor allem in der T-Zone. In diesem Bereich sind die Talgdrüsen besonders dicht angesiedelt. Auf Stirn, Nase und entlang dem Nasenrücken bis zum Kinn ist der Glanz am besten zu erkennen und meistens auch nur hier ausgebildet. Vielfach hängt das Kommen und Gehen des stumpfen Fettglanzes mit bestimmten Zyklen zusammen, zum Beispiel dem Monatszyklus der Frau, den Jahreszeiten (weniger im Winter, mehr im Sommer) und den Tageszeiten. Brillenträger kann man gezielt danach fragen, ob die Ränder ihrer Gläser häufig fettverschmiert sind. Wenn ja, ist das ein guter Hinweis auf einen Natrium-phosphoricum-Mangel.

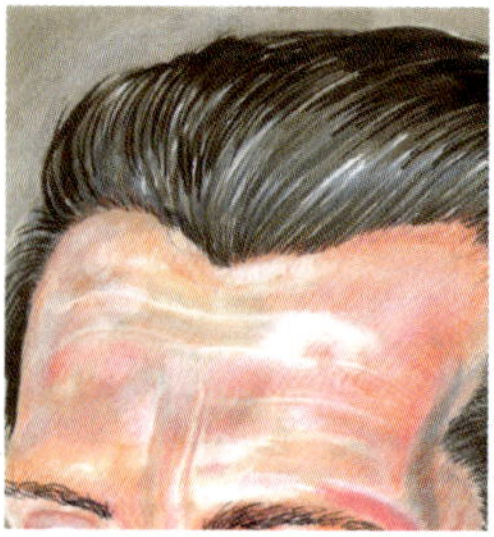

Typisch für Nr. 9: stumpfer Glanz der Stirn

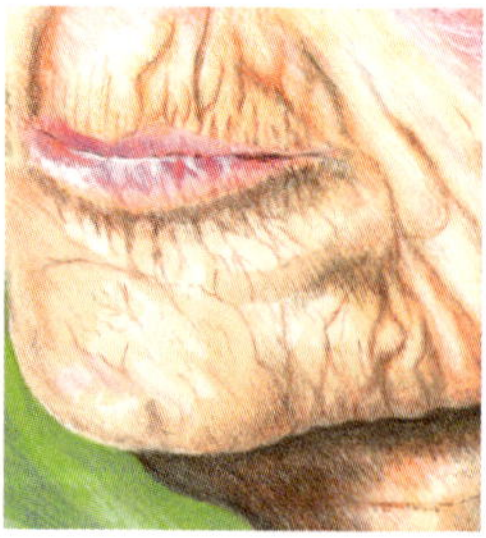

Typisch für Nr. 9: senkrechte Falten auf der Oberlippe

Säurefalten. Ein weiteres typisches Säurezeichen sind senkrecht auf die Oberlippe zulaufende Falten, die auf einer Bindegewebsschrumpfung beruhen, sowie Säureflecken.

Mitesser. Sie entstehen, wenn der Talg nicht ausreichend

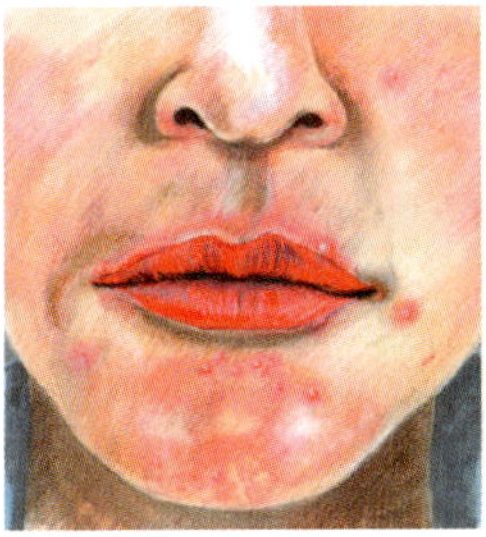

Typisch für Nr. 9: stumpfer Glanz und Pickel

abfließen kann, etwa weil der Ausgang bei gleichzeitig gesteigerter Talgproduktion durch übermäßige Verhornung verengt ist. Das nicht abfließende Fett oxidiert und wird dabei dunkel. Ein Mitesser ist daher als schwarzes oder dunkelbrauens Pünktchen zu erkennen. Der weißlich-gelbe Grieß bei Kalium chloratum-Mangel dagegen liegt weiter unter der Haut und kann nicht wie ein Mitesser ausgedrückt werden. Da er nicht mit Sauerstoff in Kontakt kommt, bleibt er hell.

Pickel. Entzünden sich die Mitesser, entstehen Pickel (Akne vulgaris), die heute längst nicht mehr nur junge Leute in der Pubertät betreffen. Dass die Pickel und Mitesser vor allem bei Stress aufblühen, belegt den Zusammenhang mit der Übersäuerung.

Posaunenengelbacken. Sie deuten nach der Schüßler-Lehre auf einen beeinträchtigten Fettstoffwechsel hin und treten häufig gemeinsam mit einem Doppelkinn auf.

Hinter kräftigen Bäckchen kann unter Umständen ein Mangel stecken.

Gerötetes Kinn. Fällt ein gerötetes Kinn gemeinsam mit typischen Natrium-phosphoricum-Anzeichen auf, so beruht es am ehesten auf einem Natrium-phosphoricum-Mangel. Möglich ist allerdings auch ein Ferrum-phosphoricum-Mangel. Würde nur er allein behandelt, bessern sich die Natrium-phosphoricum-Anzeichen nicht.

Fettarme Haut, trockene Haare. Bei länger dauerndem Mangel kann im Gegensatz zur beschriebenen übermäßigen Fettabsonderung das Gegenteil eintreten, sodass der Betreffende dann an fettarmer Haut leidet (zu unterscheiden von feuchtigkeitsarmer Haut, die im Gegensatz zur fettarmen Haut keine fettreichen Cremes verträgt). Auch trockene, fliegende Haare sind eine Folge von diesem Mangel. Ein »kosmetisches« Problem kann also unter Umständen durch preisgünstige Salze statt durch teure Cremes und Kurpackungen gelöst werden.

Nr. 10 Natrium sulfuricum

Zielorgane Nr. 10: Leber, Galle, Darm, Nieren

Auch dieses Natriumsalz hat eine Beziehung zur Gewebsflüssigkeit. Es unterstützt die Ausschwemmung ausscheidungspflichtiger Substanzen über die Niere und die ableitenden Harnwege und hilft, anfallende Schlacken aus dem Körper zu entfernen. Besonders das Auf-, Um- und Abbauorgan Leber, die Gallenblase sowie der Darm benötigen Natrium sulfuricum. Das Salz trägt zudem zu einer Regulierung des Zuckerhaushalts bei. Denn es beeinflusst den Depotzucker (Glykogen), der in der Leber gespeichert wird.

Gut zum Ableiten von Schlacken

Die Anwendungsgebiete sind entsprechend seiner Funktion Darmbeschwerden (Verstopfung, Durchfall), Probleme mit der Niere (Nierengrieß), mit Leber und Galle, außerdem allgemeine »Verschlackungskrankheiten«. Dazu gehören rheumatische Krankheiten, Gicht und Neurodermitis. Juckende Hautausschläge werden als Zeichen dafür gesehen, dass über die Haut eine Entgiftung aggressiver (saurer) Stoffe stattfindet. Die Entgiftung ist aber auch bei Schnupfen und grippalen Infekten erwünscht. Beschwerden, die durch eine Fehlernährung hervorgerufen wurden, können durch Natrium sulfuricum gelindert werden.

Natrium sulfuricum kann übermäßig im Gewebe eingelagertes Wasser ausscheiden und reguliert die Fließfähigkeit des

Wenn Sie nach Alkoholkonsum oder bei Stress immer wieder Kopfschmerzen bekommen, kann das die Folge eines Natrium-sulfuricum-Mangels sein.

Steckbrief Natrium-sulfuricum-Mangel

Allgemeine Zeichen

- Kopfschmerzen
- Verschwollene Augen (Tränensäcke)
- Übelriechende Winde
- Juckreiz auf der Haut
- Fieberblasen und Herpes
- Geschwollene Füße, Beine, Hände
- Gelenkschmerzen

Charakteristische Absonderungen

Eher grünlich-gelblicher Schleim, eitrig, aber auch wässrig, nach Eintrocknen gelbliche Schuppen

Verschlechterung durch

Feucht-dumpfe Luft, Liegen auf der linken Seite

Besserung durch

Trockenheit, Wärme

Lagewechsel, Druck

Versöhnung

Psychische Eigenheiten

Hass, Wut, Zorn

Unversöhnlichkeit

Blutes. Durch zuviel Säure (Alkohol, Stress) ausgelöste Kopfschmerzen werden durch einen Natrium-sulfuricum-Mangel ausgelöst. Elektrosmog und Alkohol, Kaffeegenuss und Zigarettenrauchen verstärken den Mangel.

Merken (!) Memo: Ausleitung ausscheidungspflichtiger Stoffe über Leber, Galle, Niere und Harnwege; »Entschlackung«.

Zeichen im Antlitz

Grün-gelblicher Unterton der Gesichtshaut, hauptsächlich vom Kinn ausgehend. Die charakteristische Färbung der Haut, vor allem um das Kinn, geht ins Grünliche bei gelblichem Unterton. Dieser Ton kann bei Seekrankheit beobachtet werden.

Bläulich-rote Nase. Bläulich-rot ist die zweite typische Natrium-sulfuricum-Färbung, die vor allem den Nasenrücken und die Nasenspitze betrifft. Diese Färbung wird im Volksmund als »Schnapsnase« bezeichnet, was die Ursache der Färbung nicht immer trifft. Die Nasenfärbung kann auch bei völliger Alkoholabstinenz auftreten, wenn ein Nr. 10-Mangel gegeben ist.

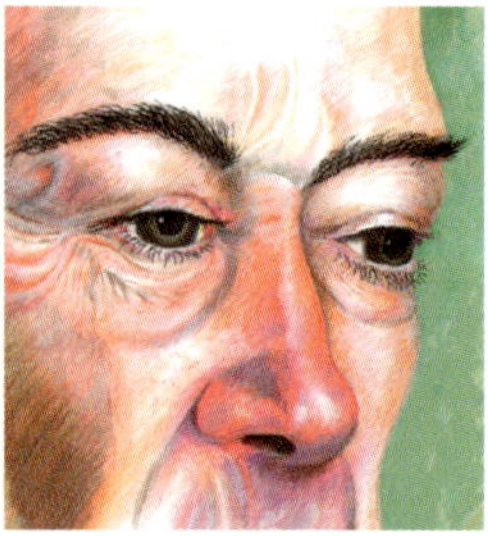

Typisch für Nr. 10: bläulich-rote Nase und gelbliche Gesichtshaut

Die Ursachen für die Nasenfärbung liegen in beiden Fällen ähnlich: die Leber ist überfordert. Dazu trägt eben nicht nur Alkoholgenuss bei. Alkohole entstehen auch im Körper selbst, durch bestimmte Vergärungsprozesse, die im Dickdarm vor sich gehen.

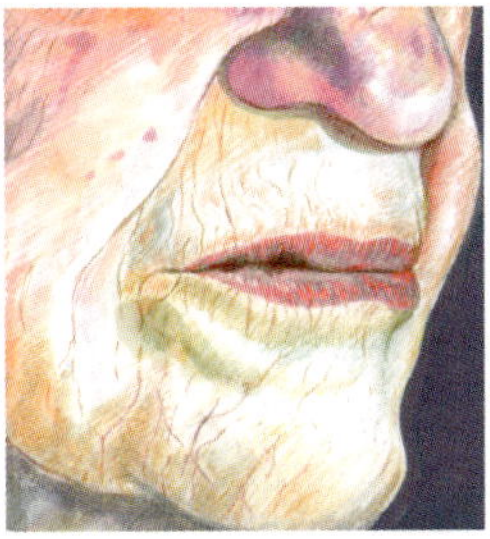

Typisch für Nr. 10: bläulich-rote Nase und gelbliche Gesichtshaut

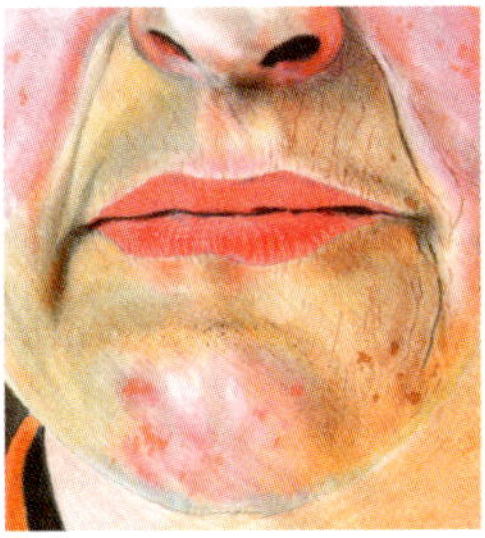

Typisch für Nr. 10: bläulich-rote Nasenpartie und grünlich-gelbe Gesichtshaut

Die dort befindlichen (nützlichen) Bakterien und Hefen vergären lösliche Ballaststoffe (etwa aus Obst und Gemüse) zu Essig und weiter zu Alkoholen, die über die Blutbahn zur Leber gelangen. Da die Leber sie bei Überforderung nicht ausreichend »entsorgen« kann, kommt es zu den unschönen Verfärbungen im Gesicht.

Geschwollene Tränensäcke. Sie gelten nach Schüßler als Depot für Schlacken, die die Leber nicht entsorgen kann.

Gelblich wirkende Augäpfel. Die Leberüberlastung ist teilweise auch im Augenweiß erkennbar, das sich bei Natrium-sulfuricum-Mangel leicht gelblich verfärben kann. Bei Hinweisen auf eine Leberüberlastung sollten Sie unbedingt einen Arzt aufsuchen, um die Ursachen genau abklären zu lassen. Eine Selbstbehandlung wäre hier nicht angebracht.

Nr. 11 Silicea

Zielgewebe Nr. 11: Bindegewebe, Haut, Haare, Nägel, Nerven

Silicea (Kieselsäure) wird in Haut, Schleimhäute, Haare, Nägel, Knochen, Bindegewebe und Nerven eingebaut und verleiht ihnen Festigkeit und Widerstandsfähigkeit. Bei einem Mangel treten vorzeitige Alterung, Hauterschlaffung, Erschöpfung ein. Dehnungsstreifen in der Haut (»Schwangerschaftsstreifen«) sind ein weiteres Zeichen ebenso wie Ischi-

Steckbrief Silicea-Mangel

Allgemeine Zeichen

- Übermäßige Faltenbildung
- Elastitzitätsverlust des Bindegewebes
- Schweißfüße und Handschweiß
- Licht- und Geräuschüberempfindlichkeit
- Ischias-Beschwerden (Hexenschuss)
- Leistenbruch

Charakteristische Absonderungen

Eitrig, nach Eintrocknen gelbe Eiterkrusten

Verschlechterung durch

Genuss von Wein

Monatsblutung

Kälte

Wetterwechsel

Frühe Tageszeit

Besserung durch

Wärme, Hitze

Einhüllen des Kopfes

Psychische Eigenheiten

Übermäßige »Betroffenheit«, selbst bei weniger wesentlichen Anlässen, Harmonie besonders wichtig

as- und Gelenkbeschwerden. Schüßler empfiehlt das Salz nicht nur bei Haarausfall und Hautjucken, sondern auch bei eitrigen Entzündungen wie Furunkel, bei Fisteln und Zahngeschwüren, bei blauen Flecken (Blutergüssen) sowie bei Gerstenkorn, Überbeinen und Arterienverkalkung. Der Einfluss auf die Nerven kann sich bei Mangel in gesteigerter Licht- und Geräuschempfindlichkeit sowie in Ohrensausen äußern. Recht typisch ist auch unangenehm riechender Schweiß, z. B. an den Füßen.

Silicea ist der Stoff, der Haar und Nägel (Hautanhangsgebilde) fest und glänzend macht.

Merken (!)

Memo: Sorgt für die Festigkeit von Bindegewebe, Haaren, Nägeln, Haut, für die Elastizität von Knorpel und Stabilität der Knochen.

Zeichen im Antlitz

Auffallend faltige Haut. Die Falten entstehen durch ein Dünnerwerden der Unterhaut und den Verlust der Bindegewebsfestigkeit. Die Unterhaut schrumpft bei einem Silicea-Mangel, sodass die darüber liegende Haut »zu groß« wird. Das Gesicht altert vorzeitig und sieht übermäßig faltig aus.

Falten treten zunächst an den äußeren Augenwinkeln, auf Stirn, Wange und vor dem Ohr auf. Eine Vorstufe der Falten vor dem Ohr ist eine Vertiefung. Sie wirft sich bei fortschreitendem Mangel faltig auf und kann auch schon bei Jüngeren beobachtet werden.

Augenfalten (Krähenfüße). Die Falten am Augenwinkel treten zunächst als sympathische Lachfältchen in Erscheinung. Sie werden im Laufe der Zeit jedoch immer schärfer und breiten sich deutlich aus. Der Volksmund bezeichnet sie als »Krähenfüße«. Glücklicherweise sind sie keine völlig unausweichliche Altersfolge, sondern können sich bei der Behandlung mit Silicea wieder mildern.

Die Falten um das Auge lassen sich zum Teil auch durch die erhöhte Lichtempfindlichkeit bei Silicea-Mangel erklären, weil die Augen ständig zugekniffen werden.

Glasurglanz. Der typische Glasurglanz (auch Politurglanz) von Silicea ist die Art von Glanz, die auf einer spiegelnden

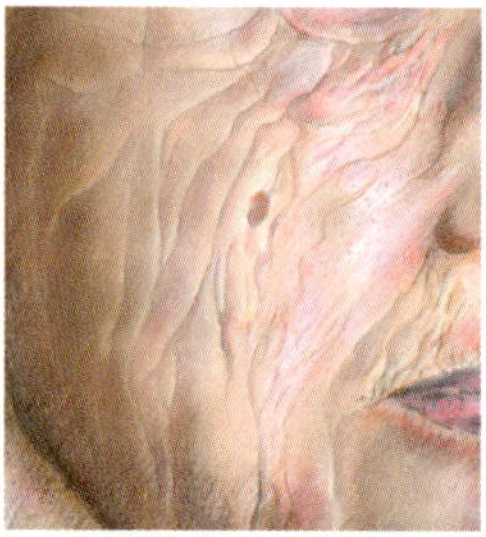

Typisch für Nr. 11:
faltige Haut im ganzen Gesicht

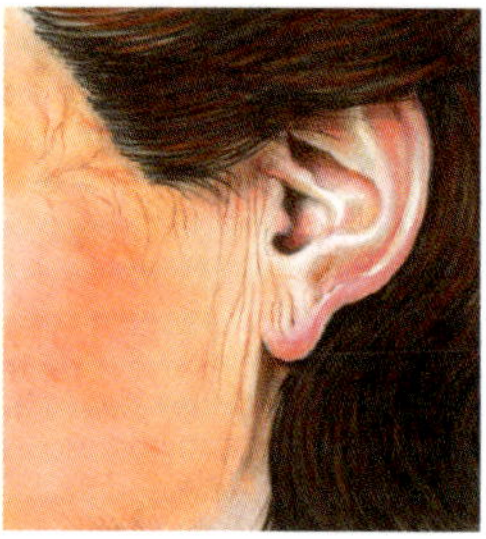

Typisch für Nr 11:
faltige Haut am Ohr

Glatze erscheint (»Spiegelglatze«). Bei intaktem Haarwuchs ist dieser Glanz auf der Nasenspitze zu überprüfen.
Diese wirkt bei Siliceamangel ebenfalls wie poliert. Die darunter liegende Hautstruktur ist angesichts der Glätte nicht mehr zu sehen. Der Glanz kann auch auf der Stirn erkennbar werden.

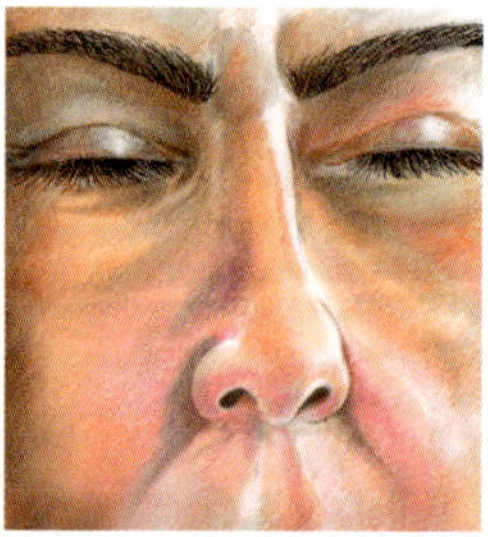

Typisch für Nr. 11:
Glasurglanz im Gesicht

Tief liegende Augen (Augenhöhlen). Auch dieses Kennzeichen lässt den Betroffenen unter Umständen insgesamt älter wirken, als er tatsächlich ist.
Haarspliss (gespaltene Haarspitzen), in Schichten splitternde Nägel. Gespaltene Haarspitzen (Spliss) lassen sich nur bei längeren Haaren beobachten. Nagelprobleme sind dagegen häufiger erkennbar. Typisch ist das Absplittern in einzelnen Schichten, deutliche Brüchigkeit oder leichtes Einreißen.
Blaue Flecken, geplatzte Äderchen. Ein Hinweis auf eine vermehrte Aderbrüchigkeit durch Silicea-Mangel sind nicht nur blaue Flecken bereits bei geringem Anlass, sondern auch geplatzte Äderchen im Augenweiß.

Nr. 12 Calcium sulfuricum

Zielgewebe Nr. 12: Leber, Galle, Muskulatur, Herz, entzündlich veränderte Gewebe

Schüßler verwendete dieses Salz in seinen späteren Lebensjahren nicht mehr. Er kam zu der Auffassung, dass ein Mangel an Calcium sulfuricum auch durch die Gabe anderer Salze ausgeglichen werden könne. Da seine Nachfolger aber entdeckten, dass es bei verschiedenen Symptomen die anderen Salze in der Wirkung deutlich übertrifft, wurde es wieder in die Reihe der zwölf Schüßler-Salze aufgenommen.
Das Salz ist vor allem in der Leber und der Gallenflüssigkeit vertreten. Bei eitrigen Entzündungen und Abszessen (Mandel-, Nasennebenhöhlen-, Mittelohrentzündungen), bei Blasen- und Nierenentzündungen sowie bei Rachitis wird es nach wie vor empfohlen. Es ist für den Eiweißabbau bedeutsam und damit auch für den Abbau von Entzündungsprodukten bei eitrigen und bei chronisch-entzündlichen Prozessen. Dadurch hat es auch eine Beziehung zu den entzündlichen Gelenkkrankheiten und Gicht. Ein Calcium-sulfuricum-Mangel kann durch Übersäuerung verstärkt werden, aber auch

durch psychisch hervorgerufenen Stress. Häufig ist dieser bei Calcium-sulfuricum Mangel durch Kontaktschwierigkeiten und Einsamkeit verursacht.

Merken (!) Memo: »Reinigung«, Eiweißabbau; wichtiges Mittel bei eitrigen Entzündungen vor allem chronischer Art.

Calcium sulfuricum darf nicht mit Calcium phosphoricum verwechselt werden. Dort wirkt das Gesicht käsigweiß und wächsern.

Steckbrief Calcium-sulfuricum-Mangel

Allgemeine Zeichen

- Eitrige Mandel- und Halsentzündungen
- Chronische Eiterungen
- Chronische Gelenkentzündungen

Charakteristische Absonderungen

Blutig-eitrig, dick, grün-gelblich

Verschlechterung durch

Übersäuerung

Witterungswechsel, nasskaltes Wetter

Vereinsamung

Besserung durch

Wärme, Ruhe, Entspannung

Psychische Eigenheiten

»Alles-oder-Nichts«-Haltung

Schwarzweißmalerei

Zeichen im Antlitz

Alabasterweiß (»gipsweiß«) erscheinendes Gesicht. Natürlich hat niemand einen wirklich weißen Teint, aber die Farbe, die bei einem Schock erscheint, kommt dem Alabasterweiß am nächsten. Die weiße Färbung muss vor allem von der milchigen Färbung abgegrenzt werden. Milchig ist z. B. eine im Farbenkasten angerührte Farbe, die mit Deckweiß gebrochen wurde. Darüber hinaus liegt der Farbton wie ein Schleier auf der Haut. Die weitere Abgrenzung muss gegen den wächsernen Ein-

druck erfolgen, bei dem die eigentliche Hautfarbe unter der »Wachschicht« durchschimmert. Bei der Calcium-sulfuricum-Färbung dagegen scheint der weiße Ton von innen heraus zu kommen und nicht als Schicht auf der Haut zu liegen.
Zu Eiterungen neigende Haut. Auch häufiger auftretende Eiterungs-Prozesse der Haut gehören zu den charakteristischen Erscheinungsformen eines Calcium-sulfuricum-Mangels.

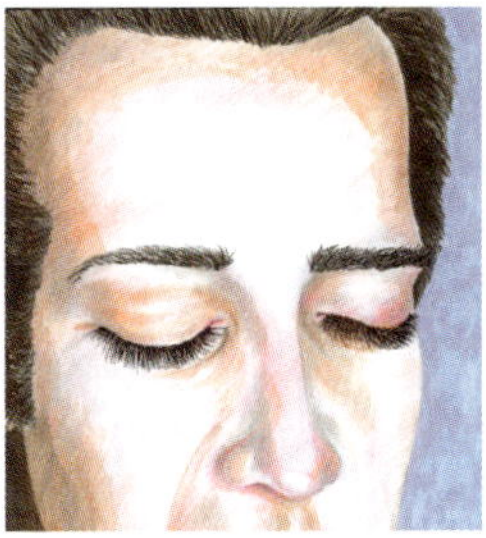

Typisch für Nr. 12: alabasterweiße Haut an der Stirn

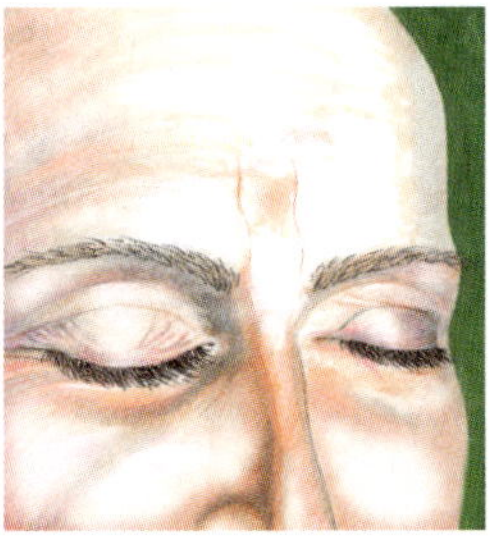

Typisch für Nr. 12: alabasterweiße Haut an der Augenpartie

Calcium sulfuricum ist Gips – eine gute Merkhilfe für die charakteristische alabaster- oder gipsweiße Gesichtsfarbe! Verwechseln Sie sie nicht mit der milchig-weißen Färbung von Kalium chloratum. Diese ist häufig um die Augen lokalisiert.

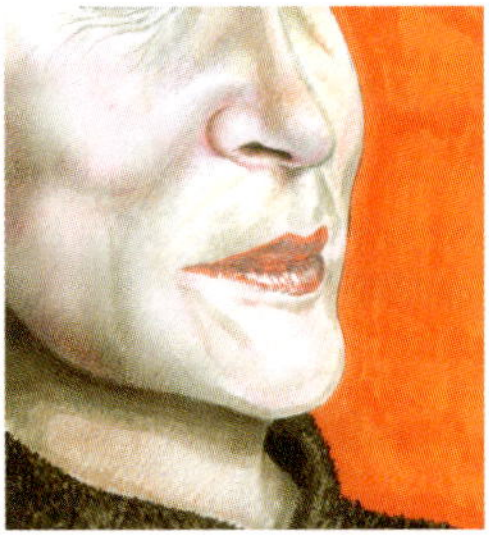

Typisch für Nr. 12: alabasterweiße Haut an der Mundpartie

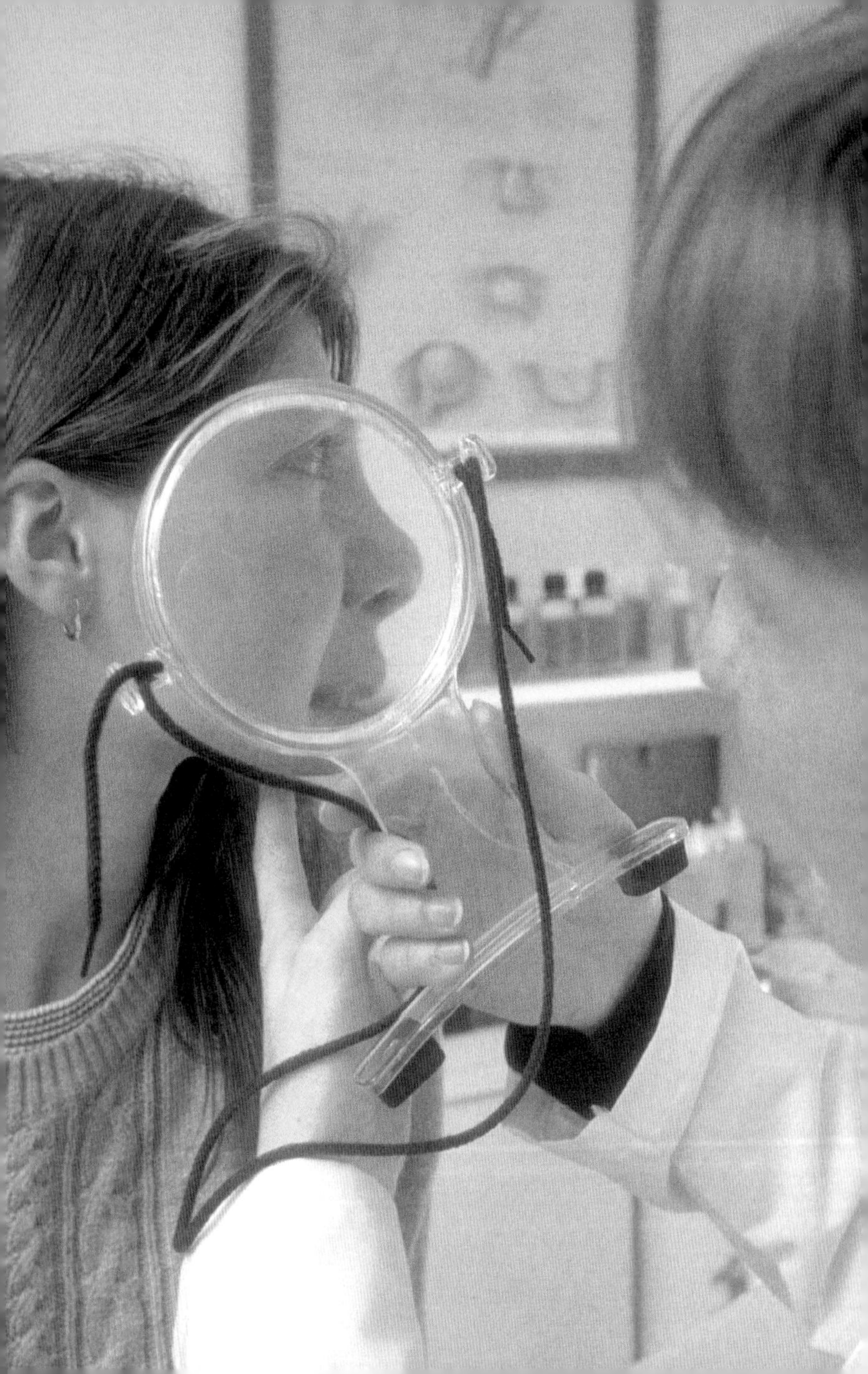

Einzelkennzeichen richtig zuordnen

Einzelkennzeichen richtig zuordnen

Nachdem Sie die einzelnen Charakteristika kennen gelernt und sich eingeprägt haben, sollten Sie versuchen Ihre Kenntnisse anzuwenden und Ihre Beobachtungsgabe zu schärfen – bei Bekannten und Kollegen, im Bus oder in der Schlange vor der Supermarktkasse. Dabei werden Sie rasch feststellen, dass es anfangs gar nicht so leicht ist, die verschiedenen Einzelheiten auseinander zu halten. Zu Beginn ist es leichter, wenn Sie sich zunächst für eine bestimmte Reihenfolge entscheiden und dann schwierig einzuordnende Kennzeichen näher untersuchen.

Prägen Sie sich ein, bei welchen Charakteristika es zu Verwechslungen kommen kann und merken Sie sich die feinen Unterschiede.

Gehen Sie nach unterschiedlichen Bezirken des Gesichts vor: Betrachten Sie die Augenpartie, die Nase, das Kinn, die Wangen, den Bereich vor den Ohren und die Stirn. Hinzu kommen andere Anzeichen, beispielsweise splitternde Nägel.

Wenden Sie sich dann den Charakteristika zu, die leicht zu verwechseln sind. Eine Rötung etwa kann zu verschiedenen Salzen gehören. Hier ist es besonders wichtig, die Feinheiten zu kennen, die eine Röte von der anderen unterscheidet. Mit etwas Übung und mit Hilfe der Gegenüberstellungen und Abbildungen wird es Ihnen sicher bald gelingen, auch die schwierigen Charakteristika richtig einzuordnen.

Röte

Rötungen weisen auf vier verschiedene Schüßler-Salze hin. Im Folgenden finden Sie detaillierte Beschreibungen der jeweiligen Ausprägung und wichtige Unterscheidungshilfen für:

- Ferrum phosphoricum: »Ferrum-Röte« - gerötete Bezirke sind deutlich überwärmt tastbar
- Magnesium phosphoricum: »Magnesium-Röte« - keine Überwärmung zu tasten, der Patient fühlt sich aber innerlich glühend heiß
- Kalium chloratum: milchige Röte
- Natrium sulfuricum: ein ins Bläuliche oder Violette tendierendes Rot

Die vier unterschiedlichen Röte-Arten im Vergleich

Die **Ferrum-Röte** (Bild rechts) beruht auf einer verstärkten Durchblutung. Besonders stark tritt sie an den Ohren auf, sie ist aber ebenfalls auf den Wangen zu finden oder erfasst das gesamte Gesicht. Die Farbe ist klar rot, wie arterielles Blut, und die geröteten Bezirke sind mit dem Handrücken getastet als deutlich überwärmt spürbar.

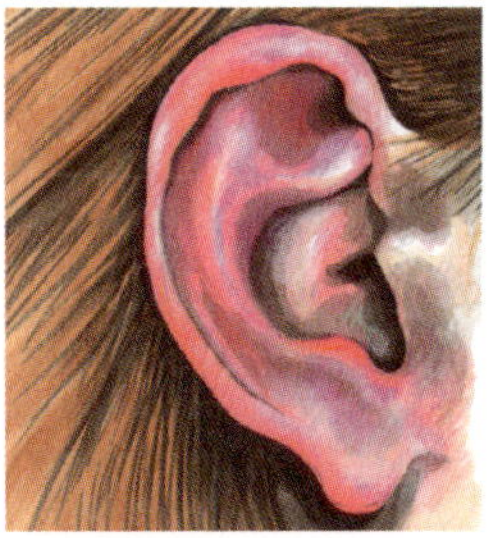

Die **Magnesium-Röte** (Bild unten) ist »dynamischer« als die Ferrum-Röte, sie tritt schlagartig auf, verschwindet ebenso rasch wieder, und hat viel mit der Schamröte oder Verlegenheitsröte gemeinsam. Sie kann nur als geröteter Hauch in Erscheinung treten, aber auch »Puterrot« oder in Flecken verteilt (hektische Flecken) und fühlt sich vor allem nicht als überhitzt an. Die fehlende Wärme und die Dynamik sind die wesentlichen Unterscheidungsmerkmale zur Ferrum-Röte. Die Magnesium-Röte hat als einzige der

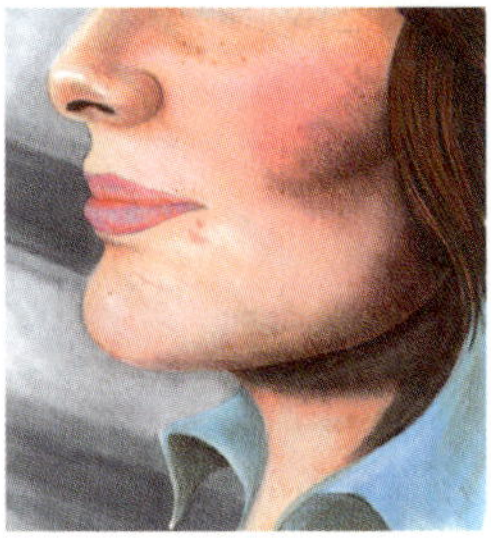

Rotfärbungen keinen charakteristischen Ort, an dem sie am häufigsten anzutreffen ist.

Ein deutlich milchiger rötlicher Schimmer ist bei **Kalium-chloratum-Mangel** (Bild links) charakteristisch, während die Ferrum- und die Magnesium-Röte klar rot sind. Der milchige Schleier scheint auf der Haut zu liegen wie ein milchiges Rouge. Er ist vor allem im Bereich der Lider (oft nur am Unterlid) zu erkennen. Weitere Rötungen durch Kalium-chloratum-Mangel können durch eine ausgedehnte Couperose (erweiterte Äderchen) hervorgerufen werden, wobei die Äderchen dann deutlich zu erkennen sind. Selbst wenn sie ins Bläuliche schimmern, sind sie nicht mit einem **Natrium-sulfuricum-Mangel** (Bild links) zu verwechseln. Ungesund wirkt das Rot bei Natrium-sulfuricum-Mangel, da es ins Bläuliche oder Violette tendiert. Es befindet sich vor allem an der Nase (»Schnapsnase«) und um die Augen und kann sich von dort aus unter Umständen über das gesamte Gesicht ausbreiten.

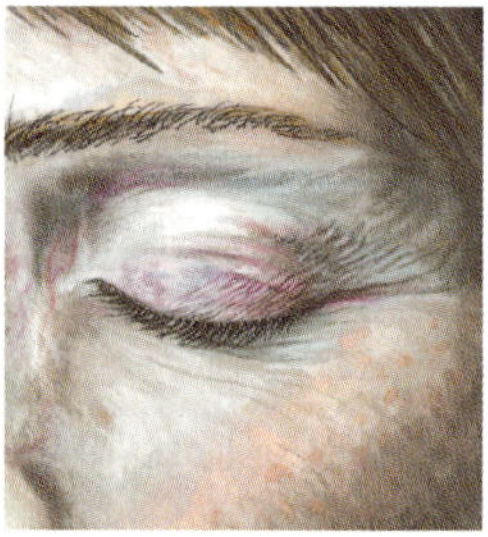

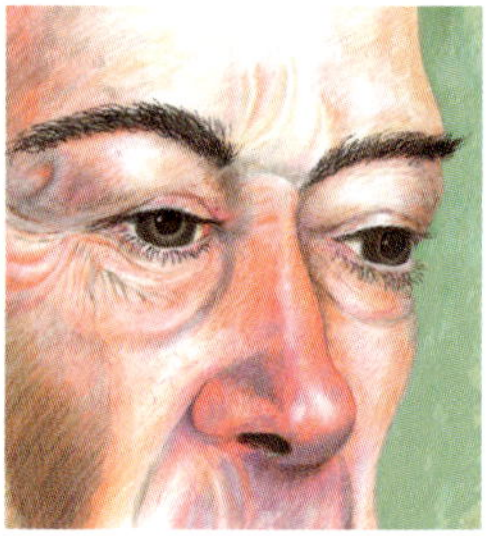

Glanz

Auch hier sind es wieder vier Schüßler-Salze, an die Sie bei auffallendem Glanz denken sollten. Auf den nächsten Seiten finden Sie einen Überblick über die Eigenheiten und Unterscheidungsmerkmale von:

- Calcium fluoratum (Firnisglanz)
- Natrium phosphoricum (Fettglanz)
- Natrium chloratum (Gelatineglanz)
- Silicea (Politurglanz)

Vergegenwärtigen Sie sich Gegenstände aus Ihrem Alltag!

Wenn Sie für jede der Glanzarten einen Alltagsgegenstand suchen, der ähnlich glänzt, haben Sie jeweils eine gute Eselsbrücke, um sich die Glanzarten besser zu merken. Möchten Sie sich beispielsweise den Firnisglanz von Calcium fluoratum einprägen, sollten Sie sich den leichten Glanz auf dem Zahnschmelz bei gut geputzten Zähnen vergegenwärtigen (Möglicher Merksatz: Zähne brauchen Fluor - Firnisglanz!) Der Glanz kann auch an eine Speckschwarte (Fettglanz Natrium phosphoricum) oder an ein feuchtes Gummibärchen bzw. eine Schneckenspur erinnern (Gelatineglanz Natrium chloratum). Eine glasierte Tonvase (bei dieser ist die körnige Tonmasse nicht mehr erkennbar) oder eine spiegelnde Glatze stehen wieder für eine andere Art des Glanzes, den Politurglanz, der dem Silicea-Mangel zuzuordnen ist.

Die vier Glanzarten im Vergleich

Der Firnisglanz von **Calcium fluoratum** (Bild rechts), der oft nur stundenweise im Gesicht sichtbar ist, liegt wie eine dünne Schicht auf der Haut und passt sich allen Erhabenheiten und Vertiefungen an.

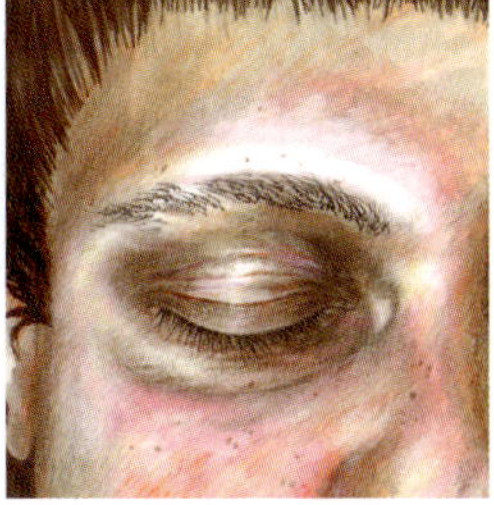

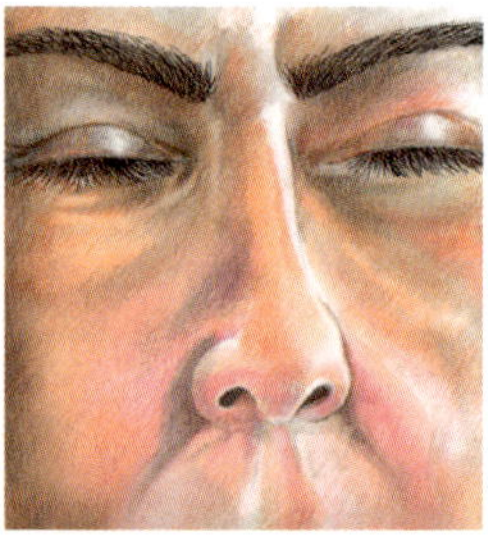

Im Gegensatz zum Firnisglanz scheint der Politurglanz von **Silicea** (Bild links) alle Unebenheiten zu überdecken, weil er sie glättet, sodass die Struktur nicht mehr durchscheint.

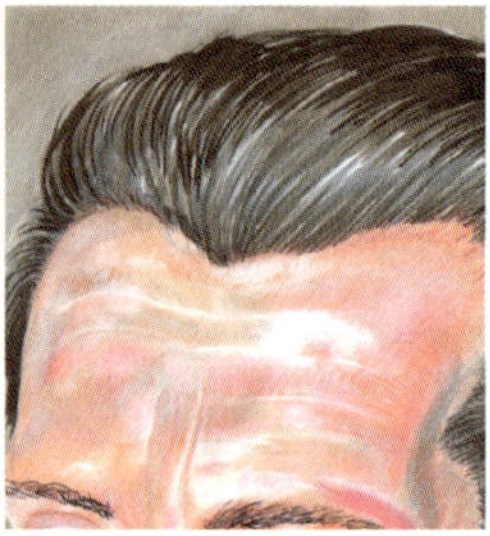

Der für **Natrium phosphoricum** typische Fettglanz lässt sich vom Firnisglanz durch Ertasten unterscheiden: Er fühlt sich deutlich etwas ölig an, während der Firnisglanz trocken ist und auch meist in anderen Gebieten außerhalb der T-Zone vorkommt.

Vom Gelatineglanz lässt sich der Fettglanz durch einen »Wegwisch-Test« unterscheiden. Der weggewischte Glanz erscheint erst wieder nach ein bis zwei Stunden im Gesicht.

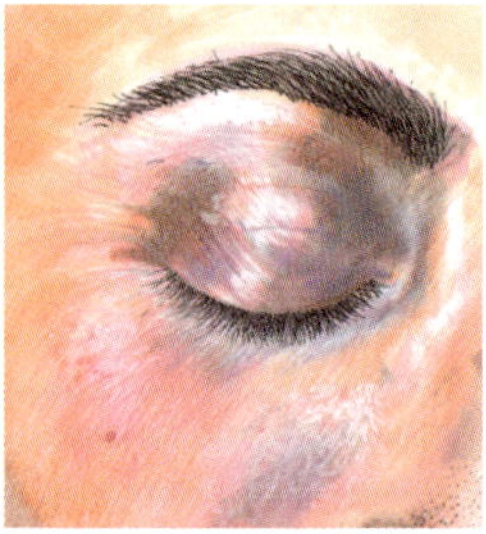

Der typische Gelatineglanz bei **Natrium chloratum-Störungen** ist meist überwiegend auf dem Oberlid zu sehen und nur gering am Unterlid erkennbar. Er lässt sich wegwischen, erscheint aber nach zehn bis zwanzig Minuten wieder.

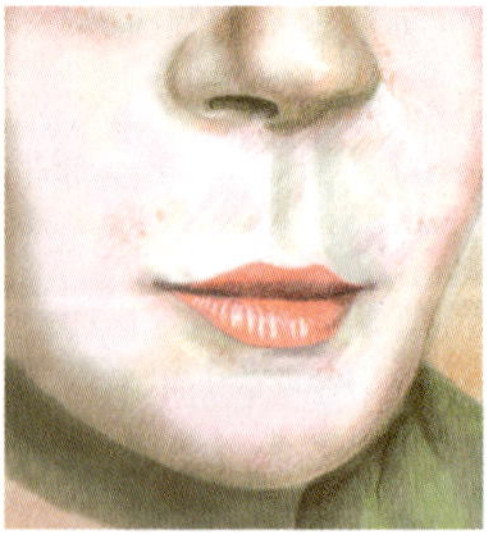

Bei Glanz sollten Sie auch an einen wächsernen Eindruck von **Calcium phosphoricum** denken. Diese Wachsschicht zeigt sich typischerweise an der Nasenunterkante.

Dunkle und gelbliche Hautverfärbungen

Bei den nicht-roten Hautverfärbungen werden sieben Schüßler-Salze unterschieden. Es gibt zwei Salze mit weißlichen Untertönen, drei Salze mit schwärzlichem Unterton sowie drei mit bräunlichen und gelblichen Untertönen. Calcium fluoratum kann schwärzlich und bräunlich-schwärzlich auftreten.

Weißlicher Unterton
- Kalium chloratum (milchig-weiß)
- Calcium sulfuricum (Gips, alabasterweiß)

Schwärzlicher Unterton
- Kalium phosphoricum (aschgrau, vor allem im Bereich von Kinn und Schläfe)
- Ferrum phosphoricum (bläulich-schwarz, vor allem an der Nasenwurzel)
- Calcium fluoratum (schwärzlich-bräunlich, vor allem um die Augen)

Bräunlicher und gelblicher Unterton
- Calcium fluoratum (in Richtung Schwarz, vor allem um die Augen)
- Kalium sulfuricum (bräunlich-gelblich, um Kinn und Augen, wie »Make-up«)
- Natrium sulfuricum (einziges Salz mit grünlichem Unterton, in Richtung gelblich, an Kinn und Augen)

Orientieren Sie sich an der Lage im Gesicht

Die Natur hält zahlreiche Farbschattierungen bereit und jeder Mensch hat auch einen anderen Grundton des Teints. Deshalb ist die Unterscheidung der bräunlichen, gelblichen und schwärzlichen Tönungen nicht ganz einfach. Wenn Sie jedoch berücksichtigen, an welcher Stelle die Färbungen im Gesicht vorkommen, haben sie ein weiteres Unterscheidungsinstrument an der Hand.

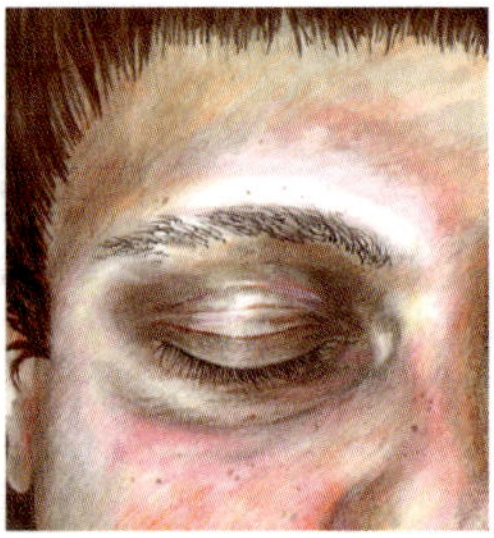

Die milchig-weißen **Calcium-fluoratum-Färbungen** treten fast nur am Auge in Erscheinung. In der Regel sind sie wie in der neben stehenden Abbildung auf dem Oberlid zu finden.

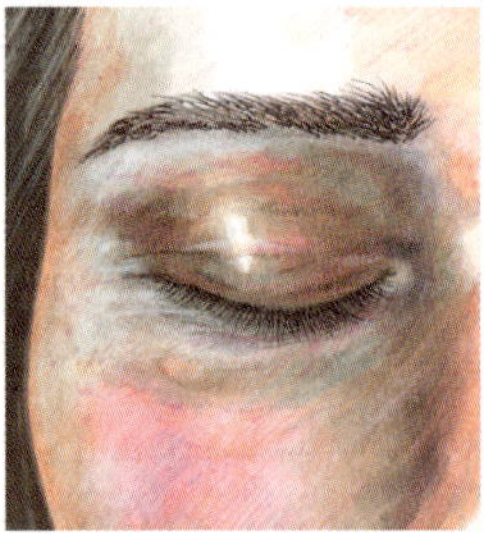

Ferrum phosphoricum ist durch ein eher bläuliches Schwarz gekennzeichnet, den so genannten »Eisenschatten«. Er reicht von der Nasenwurzel zum inneren Augenwinkel.

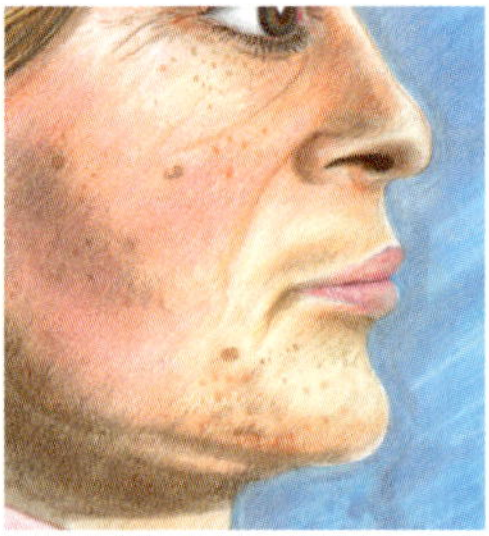

Das bräunliche Gelb des **Kalium-sulfuricum-Mangels** liegt oft wie eine äußerlich aufgetragene Schicht auf dem gesamten Gesicht, hinzu kommen vielfach Pigmentflecken.

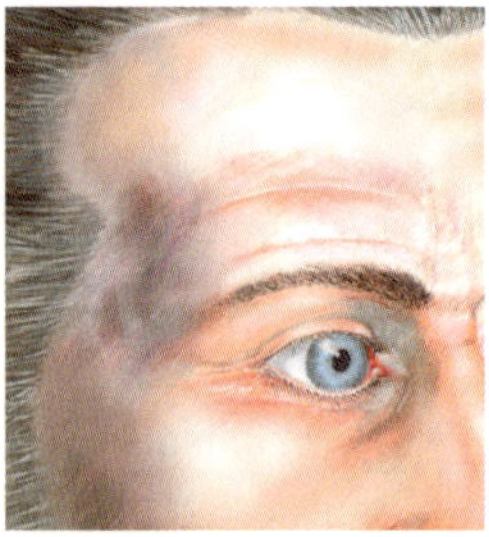

Auch das Aschgrau, das für den **Kalium-phosphoricum-Mangel** typisch ist, liegt teils über dem gesamten Gesicht, ist aber vor allem um die Schläfen herum zu finden.

Vergesellschaftet ist es nicht selten mit dem **Calcium-sulfuricum-Mangel**, dessen Gipsweiße eher wie ein von innen leuchtendes Weiß über dem gesamten Gesicht erscheint.

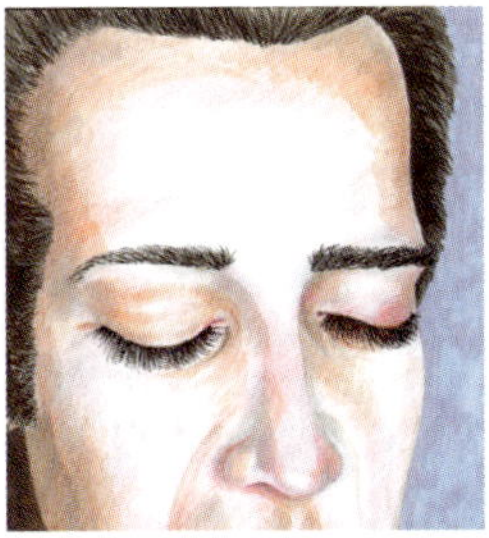

Das milchig-weiße **Kalium-chloratum**-Weiß hingegen ist typischerweise um die Augen lokalisiert (»milchige Brille«). Es scheint wie ein Schleier auf der Haut zu liegen.

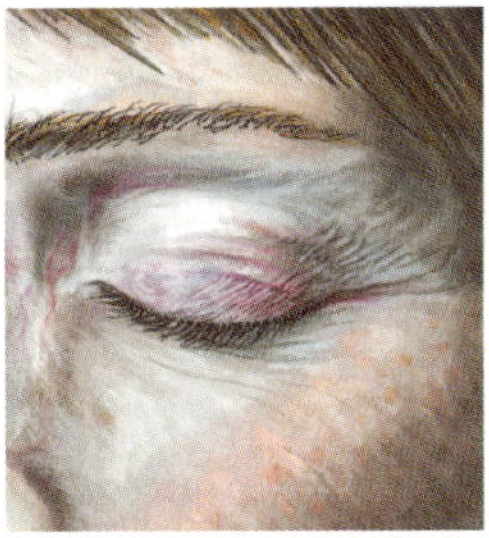

Grünlich, wie bei starker Übelkeit, ist einzig **Natrium sulfuricum**, wenn sich auch der Farbton im Bereich der Augen und des Kinns mit anderen mischen kann.

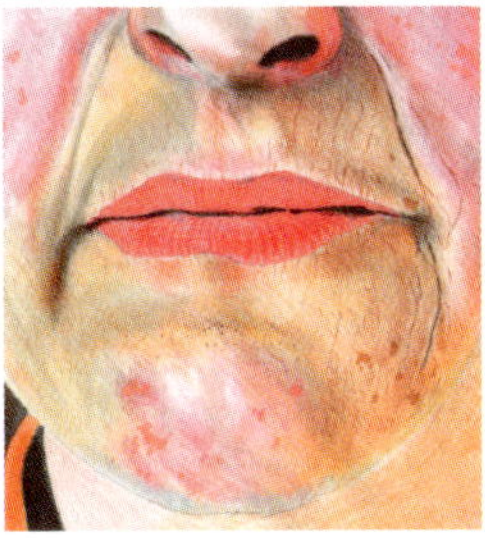

Kennzeichen an den Lidern

Da die Haut an den Lidern sehr dünn ist und praktisch kein Unterhautgewebe hat, treten hier die typischen Mangel-Erscheinungen besonders deutlich hervor, insbesondere die Färbungen und die Falten. Beispiele für diese Kennzeichen gibt es zahlreiche.

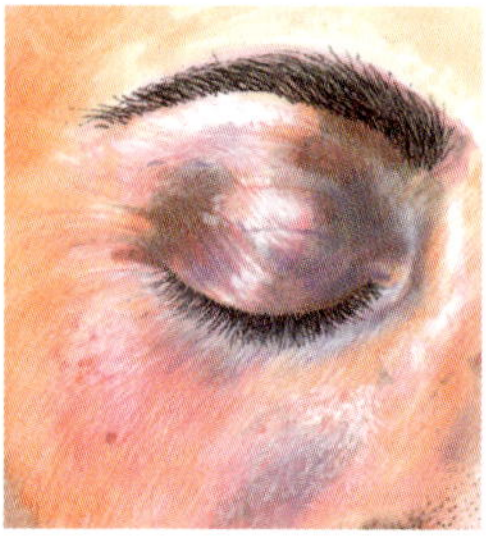

Die nebenstehende Abbildung zeigt ein Oberlid, auf dem der Gelatineglanz von **Natrium chloratum** zu sehen ist.

Auch die folgenden Lidfärbungen geben Hinweise auf einen Mangel:

- eine grünliche Färbung am äußeren Augenwinkel verweist auf einen Natrium-sulfuricum-Mangel
- ein bräunlich-gelbes Oberlid deutet auf Kalium-sulfuricum-Mangel
- eine schwärzliche Umschattung auf Calcium-fluoratum-Mangel
- eine milchige Röte auf Ober- und Unterlid spricht für einen Kalium-chloratum-Mangel

Geschwollene Lider und Tränensäcke weisen auf einen Natrium-sulfuricum-Mangel hin. Vom geschwollenen Oberlid muss ein Schlupflid unterschieden werden, das mit einem Calcium-carbonicum-Mangel in Zusammenhang stehen kann. Ein wächserner Streifen am Oberlid, direkt unter den Augenbrauen, ist für einen Calcium-phosphoricum-Mangel charakteristisch.

Falten

Bei den Falten ist die Unterscheidung weniger kompliziert als beispielsweise bei den Färbungen. Vor allem vier Salze treten durch auffallende Falten hervor:

- Calcium fluoratum (Würfelfalten, Unterlidbereich)
- Calcium phosphoricum (»verbissene« Falten um den Mund)
- Natrium phosphoricum (Säurefalten, senkrecht zur Oberlippe verlaufend)
- Silicea (Krähenfüße, Falten vor dem Ohr, allgemein vorzeitige Faltenbildung)

Würfelfalten sind ein Zeichen für einen **Calcium-fluoratum-Mangel**. Die Würfelfalten fallen vor allem unter dem Auge auf. Sie kommen vom inneren Augenwinkel.

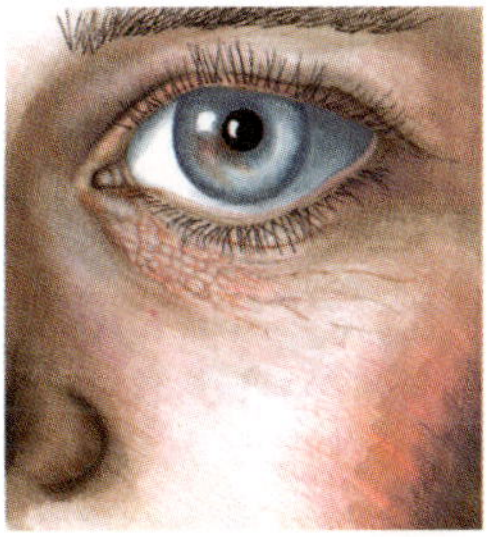

Eine faltige, insgesamt schlaffe Haut mit fallenden Falten vor dem Ohr beruht auf einem **Silicea-Mangel**. Er lässt die Unterhaut schrumpfen und macht die Haut vorzeitig faltig.

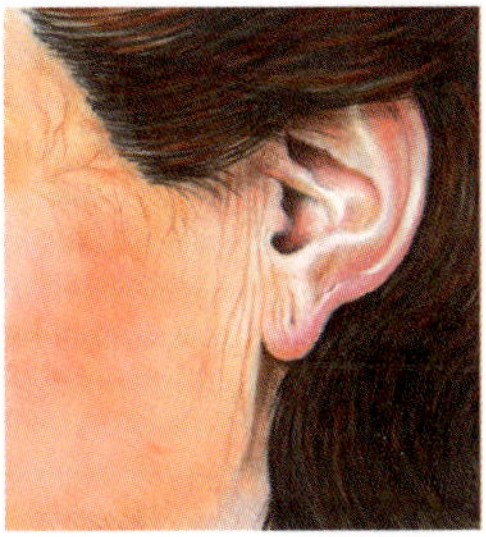

Auch Krähenfüße, die sich am äußeren Augenwinkel bilden, sind ein Anzeichen für einen **Silicea-Mangel**. Diese frühzeitigen Alterszeichen lassen sich durch die Gabe des Schüßler-Salzes wieder mildern.

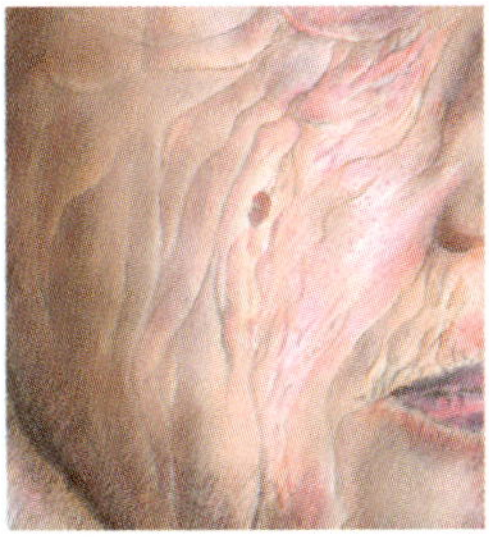

Entzündungen

Auch Entzündungen lassen sich leichter auseinander halten als die Hautverfärbungen. Vier Salze sind besonders wichtig, wenn es um die Behandlung einer Entzündung geht:

- Ferrum phosphoricum (wirkt gut bei entzündeten Mitessern mit rotem Hof)
- Kalium chloratum (blühende Infektionskrankheiten, teils mit Lymphknotenschwellungen)
- Kalium phosphoricum (fieberhafte Entzündungen, bei denen die Temperatur mehr als 38,5° C beträgt)
- Silicea (eitrige Entzündungen)

Tipp: Entzündungen sind ein Beispiel dafür, dass nicht ausschließlich die Antlitzanalyse zu einer sinnvollen Einnahme von Schüßler-Salzen führt. Für die Hausapotheke lohnt es sich, die Salze für die drei Entzündungsstadien jederzeit zur Hand zu haben: Ferrum phosphoricum, Kalium chloratum und Kalium sulfuricum.

Da bei Entzündungen, Verletzungen und auch Verbrennungen (Sonnenbrand) im Körper ähnliche Heilungsreaktionen ablaufen, sind die drei Salze auch bei kleineren Schnitt- oder Schürfwunden sowie bei leichteren Verbrennungen (ersten und zweiten Grades, also mit Rötung und Blasenbildung) geeignet.

- **Ferrum phosphoricum** sollte sofort und in sehr kurzen Abständen (viertelstündlich) eingenommen werden, wenn sich die Symptome einer Entzündung ankündigen. Teilweise kann das Salz die Abwehr so weit unterstützen, dass ein Infekt gar nicht erst ausbricht. Ist es dennoch schon so weit gekommen, unterstützt Kalium chloratum das Immunsystem bei der Bewältigung seiner Aufgabe. Da nicht eine Phase abrupt und übergangslos auf die andere folgt, lohnt sich zunächst ein Wechsel zwischen Kalium chloratum und Ferrum phosphoricum (geben Sie je eine Tablette viertel- bis halbstündlich).

- Ist der Infekt bereits ausgebrochen, werden je nach Ausprägung der Beschwerden 6–10mal täglich zwei Tabletten **Kalium chloratum** empfohlen, bei Kindern entsprechend weniger (½ Tablette). Werden diese Salze rechtzeitig eingenommen, heilt der Infekt oder die Entzündung meist rasch und komplikationslos ab.
- Verzögert sich die Heilung oder besteht die Gefahr, dass der Infekt chronisch wird (beispielsweise bei bereits bestehender chronischer Bronchitis), so stellt die Gabe von **Kalium sulfuricum** die Weichen in Richtung Heilung.

Für Entzündungen und ähnlich verlaufende Verletzungen ist dieses Trio eine wertvolle Ergänzung Ihrer Hausapotheke:

- Ferrum phosphoricum
- Kalium chloratum
- Kalium sulfuricum

Das Entzündungstrio zur äußeren Anwendung

Bei Hautentzündungen, Sonnenbrand, Abschürfungen und leichten Verletzungen können Sie das Trio aus Ferrum phosphoricum, Kalium chloratum und Kalium sulfuricum je nach dem zu behandelnden Problem auch für Teilbäder, Auflagen und Umschläge verwenden. Für die Bäder lösen Sie insgesamt 15 bis 20 Tabletten in warmem Wasser auf und halten den betroffenen Körperteil einige Minuten hinein. Sie können aber auch ein Tuch mit dem wirkstoffhaltigen Wasser tränken und dieses auf die betroffene Stelle geben oder einen Brei aus den aufgelösten Tabletten auflegen. Besonders bei frischen Verletzungen ist dieser Brei äußerst wirksam.

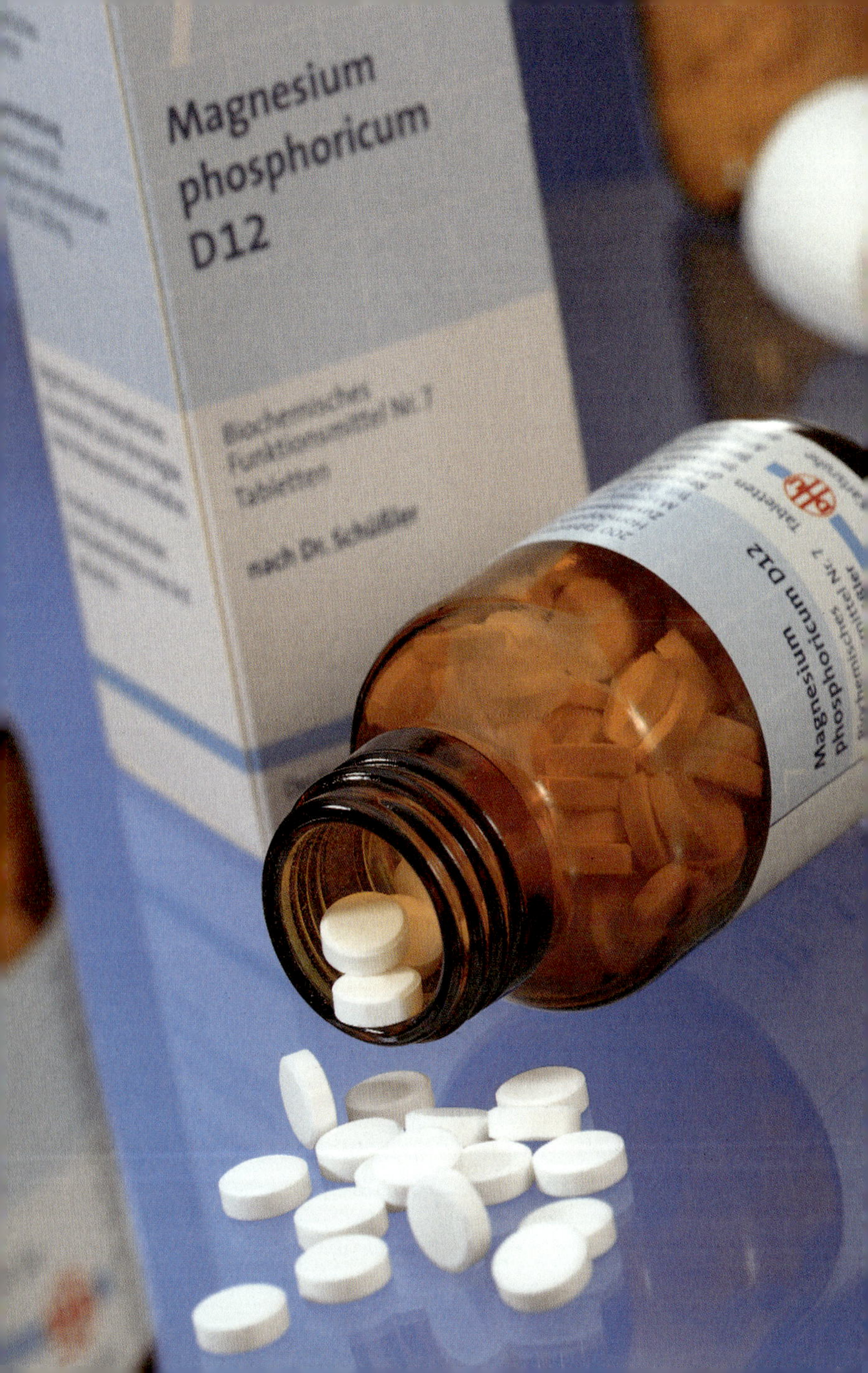
Magnesium
phosphoricum
D12
Biochemisches
Funktionsmittel Nr. 7
Tabletten
nach Dr. Schüßler
Magnesium
phosphoricum D12

Quiz: Finden Sie das richtige Salz?

Quiz: Finden Sie das richtige Salz?

Sie haben nun alle Mangeltypen studiert und auch Verwechslungsmöglichkeiten ähnlicher Merkmale kennen gelernt. Mit dem folgenden Quiz können Sie Ihr Wissen testen. Es beschreibt einige alltägliche Fälle und Sie sollen jedesmal entscheiden, welches Salz Sie in den einzelnen Fällen einsetzen würden. Wenn Sie sich nicht ganz sicher sind, blättern Sie einfach zurück und lesen noch einmal genau nach. Die richtigen Salze und die Begründungen für die Auswahl finden Sie im Anschluss an die Testfragen.

Fall 1

Eine Mutter sucht recht besorgt mit ihrem fünfjährigen Jungen den Hausarzt auf. Es gehe dem Kind zwar im Großen und Ganzen gut, aber immer wieder bekomme er leuchtend rote, runde, zur Umgebung recht scharf abgegrenzte Flecken auf den Wangen – gerade so wie in der Rotbäckchen-Reklame. Der Hausarzt untersucht das Kind und findet nichts Besorgniserregendes. Die Krankengeschichte ergibt lediglich, dass der Bub schlecht einschläft, oft auch unruhig schläft und zuweilen über Bauchschmerzen klagt, die dann aber wieder verschwinden, wenn er eine Wärmflasche bekommt oder die Mutter ihm das Bäuchlein sanft massiert.

Fall 2

Die freundliche ältere Dame ist besorgt wegen zahlreicher »blauer Flecke«, die schon bei geringem Anlass unter der Haut erscheinen. Im Gesicht fällt eine spiegelglatte Haut besonders an der Nase auf, sodass sie wie frisch gebohnert aus-

sieht. Ansonsten ist die Haut aber eher schlaff-faltig, und es zeigt sich, dass die Dame noch gar nicht ganz so alt ist, wie sie insgesamt wirkt. Die Haare erscheinen struppig und lassen sich schlecht frisieren.
Im Augenweiß sind einige geplatzte Äderchen erkennbar. Das sei bereits seit Jahren schon so, gibt die Patientin an. Sie ist dem Hausarzt bislang wegen rheumatischer Gelenkbeschwerden bekannt, die außer in der kalten Jahreszeit und bei kühler, feuchter Luft aber relativ selten auftreten.

Fall 3

Ein 15-jähriges Mädchen kommt aus »kosmetischen Gründen« in die Sprechstunde und äußert Unzufriedenheit mit ihrem Aussehen: Sie stört das Vollmondgesicht und die grobporige, schwammig wirkende Haut. Eigentlich fühle sich die Feuchtigkeitscreme ihrer Mutter sehr angenehm auf ihrer Haut an, aber die Mutter habe ihr abgeraten, denn erstens sei diese Creme sehr teuer, zweitens befürchtet die Mutter, dass die Poren noch größer würden. Sie habe es selbst dann einmal mit einer preiswerteren fetthaltigen Creme versucht, aber diese habe sie gar nicht vertragen.
Bei genauer Betrachtung fallen tatsächlich deutlich erweiterte Poren vor allem im T-Bereich, also über der Stirn, auf dem Nasenrücken und am Kinn auf. Die Haut wirkt etwas aufgeschwemmt, die Wangen pausbäckig.
Die Lider sind ganz am Rand leicht gerötet und wirken dort entzündet. Auf beiden Lidern fällt ein Glanz auf. Dabei ist das Oberlid mehr als das Unterlid betroffen. Er lässt sich zunächst wegwischen, bildet sich aber im Verlauf des Gesprächs wieder neu. Nachdem die junge Frau das entsprechende Salz eingenommen hat, berichtet sie, dass ihr bereits eine positive Veränderung aufgefallen sei, sie schwitze nicht mehr so stark wie vorher.

Fall 4

Bei einem Treffen ehemaliger Schulfreundinnen kommt eine der Frauen nicht aus dem Klagen heraus. Sie rackere sich ab, komme dennoch auf keinen grünen Zweig, es würden ständig neue Anforderungen an sie herangetragen, bei denen sie nicht nein sagen könne – am Arbeitsplatz, von ihrer pflegebedürftigen Mutter, den Kindern, Nachbarn und, und, und ... Die anderen meinen, sie schlafe wohl nicht genug und solle öfter an die frische Luft gehen, sie sehe abgearbeitet aus. Überrascht erfahren sie von ihrer Freundin, sie sei gerade erst aus einem zweiwöchigen Urlaub zurückgekehrt, und auf ihr Aussehen möge man sie bitte überhaupt nicht ansprechen, sie könne ihr eigenes Spiegelbild schon nicht mehr sehen. Diese Schatten unter den Augen, der Grauschleier über allem, Schläfen wie bei einem Totenschädel ...
Bei diesem Stichwort bemerkt eine Anwesende weitere Merkmale: einen grauen Hauch, vor allem vom Kinn ausgehend, und müde, glanzlose, umschattete Augen.

Fall 5

Nichts als Probleme mit der Haut, seufzt die Anfangdreißigerin, die in ihrem Beruf als PR-Beraterin stets tiptop aussehen möchte. Da ist die Couperose, da sind die erweiterten Äderchen, die sich nur mit speziellem Make-up verbergen lassen. Zuviel möchte sie aber auch nicht auf die Haut streichen, denn vor allem unter den Augen bildet sich feiner Grieß, sodass die Haut dort ihre Ebenmäßigkeit bereits verloren hat. Und an den Beinen beginnen sich unschöne Besenreiser auszubilden.
Die Antlitzanalyse lässt vor allem einige Millimeter unterhalb des Unterlides eine schwache Rötung erkennen, die beim Blick nach oben noch mehr in Erscheinung tritt und jetzt über den gesamten Augenbereich verteilt scheint. Die

Rötung ist nicht scharf begrenzt, sondern liegt wie ein Schleier auf der Haut. Am Oberlid geht sie eher ins Bläuliche oder Violette und erscheint insgesamt milchig.

Fall 6

Der ältere Witwer klagt über chronische rheumatische Gelenkschmerzen. Er spürt, dass sie sich immer dann verschlechtern, wenn nasskaltes Wetter herrscht und ihm »die Decke auf den Kopf fällt«. Wenn er deshalb deprimiert ist, achtet er weniger auf eine ausgewogene Ernährung, und dann werden die Beschwerden noch schlimmer.

Chronische Beschwerden wie die hier geschilderten sollten immer auch nach naturheilkundlichen Prinzipien behandelt werden, um die Eigenregulation zu stärken. Dem Therapeuten springt eine Eigenschaft so deutlich ins Auge, dass er nicht zögert, das entsprechende Schüßler-Salz zu empfehlen. Dieses Charakteristikum ist eine ausgesprochene Blässe des Mannes, die an Michelangelos Marmorstatuen erinnert. Die körperliche Untersuchung ergibt einige eitrige Hautentzündungen, vor allem an den Schienbeinen und Waden.

Fall 7

Ein zwölfjähriges Mädchen beklagt sich bei seiner Mutter, es werde in der Schule dauernd ausgelacht, weil es aus der Pause im Schulhof oft mit hochroten Ohren zurückkommt. Alle sagen, sie sei in den Erdkundelehrer verknallt.

Die Lehrer wiederum sehen ein anderes Problem bei der Schülerin: Sie berichten der Mutter, die Tochter sei auffallend unkonzentriert, und ob sie ausreichend schlafe? Das übernächtigte Aussehen lässt die Klassenlehrerin vermuten, dass das Kind nächtelang vor dem Fernseher hockt.

Der Mutter waren bereits seit längerem die roten Ohren, rote Wangen und hektische Flecken am Hals der Tochter aufgefal

len, auch ohne dass der Erdkundelehrer in der Nähe war. Die Ringe unter den Augen machten ihr dagegen weniger Sorgen, denn sie wusste, dass ihr Kind regelmäßig und ausreichend schlief. Die Unkonzentriertheit dagegen hatte bereits zu einigen Auseinandersetzungen über die Hausaufgaben geführt.
Bei genauem Hinsehen erkennt man, dass die »Ringe« unter den Augen bei dieser jungen Patientin schwärzlich mit Tendenz zum Bläulichen sind. Der Schatten beginnt an der Nasenwurzel und ist aus einiger Entfernung besser zu erkennen als direkt aus der Nähe.
An der Haut fallen einige entzündete Stellen mit rotem Hof auf. Hektische Flecken sind während der Untersuchung nicht zu bemerken. Welches Salz kann dennoch mit hoher Wahrscheinlichkeit gewählt werden?

Fall 8

Eine ältere Patientin kommt wegen eines Schmerzmittelrezeptes in die Sprechstunde. Sie leidet an Osteoporose. Die Patientin hatte sich vor kurzem einer Operation wegen Senkungsbeschwerden unterzogen und sich davon gut erholt, wie sie sagt. Dennoch sieht sie auf den ersten Blick noch recht krank aus. Zu diesem Eindruck tragen vor allem die blauen Lippen bei. Die Haut wirkt sehr trocken und schuppig, wobei sie allerdings auf der Stirn wie lackiert glänzt. Die Augenpartie erscheint sehr knittrig und ist mit sich längs und quer überkreuzenden Falten versehen. Der ungesunde Eindruck wird durch eine bräunlich-schwärzliche Farbe um die Augen herum noch verstärkt.

Fall 9

Ein vielbeschäftigter Anwalt sucht die Praxis auf, weil ihm der Stress im Beruf zu schaffen macht. Bei Terminschwierigkeiten, zuviel Kaffee oder stark rauchenden Kollegen er-

scheint es ihm, als hätte er mehrere Nächte lang durchgearbeitet. Er selbst muss die Quittung für seine hektische Lebensweise mit bohrenden Kopfschmerzen, Verdauungsstörungen, Rückenschmerzen und immer wieder aufschießenden Herpesbläschen bezahlen. Vor allem im renovierungsbedürftigen Gerichtssaal bekommt er unerträgliche Kopfschmerzen. Ihm erscheint es, als sei nicht der Alltagstrott der Verhandlungen der Grund, sondern die dumpfe, feuchte Luft, die dort in den Räumen hängt.
Die Antlitzanalyse ergibt ein wenig vorteilhaftes Bild: »Tränensäcke« unter den Augen und eine teigige Anschwellung des Unterlides bei eher ins Gelbliche tendierendem Augenweiß. Die Haut hat keinen einheitlichen Grundton, sondern wirkt vor allem an der Nase auffallend blaurot, in den übrigen Bereichen aber eher gelblich, am Kinn sogar gelblichgrünlich. Bei der gezielten Nachfrage zu den Verdauungsbeschwerden stellt sich heraus, dass er unregelmäßig und nicht sonderlich vernünftig isst, wobei gerade bei zu fettem oder zu reichlichem Essen Blähungen, Gallenbeschwerden, Völlegefühl und Verstopfung eintreten.

Fall 10

Ein Vater stellt seinen vierjährigen Sohn vor, der seit seinem Eintritt in den Kindergarten vor einem dreiviertel Jahr regelmäßig krank war. Zuletzt hatte er eine recht hartnäckige Bronchitis und wirkt seitdem angeschlagen. Tatsächlich erscheint das Kind käsig und blass. Vor allem um die Augenbrauen und unter der Nase ist die Blässe sogar als wächsern zu bezeichnen. Das Kind hat zahlreiche weiße Flecken auf den Fingernägeln. Bei der Entwicklung des Gebisses liegt das Kind noch etwas hinter seinen Altersgenossen zurück. Auf Befragen bestätigt der Bub, dass er schon mehrfach Nasenbluten hatte.

Fall 11

Etwas besorgt kommt eine fünzigjährige Altenpflegerin, um klären zu lassen, ob sie möglicherweise an einer Leber- oder Nierenkrankheit leidet. Beim Blick in den Spiegel glaubt sie eine gelbliche Hautverfärbung zu erkennen. Das Augenweiß ist nicht verfärbt.
Der gelbliche oder auch gelblich-bräunliche Ton fällt vor allem auf dem Kinn, um die Augen und auf der Nase auf, aber auch Wangen und Stirn sind betroffen. Insgesamt wirkt die Haut fleckig. Die Flecken sind am Kieferunterrand besonders deutlich zu erkennen. Teilweise handelt es sich aber auch um so genannte milchkaffeebraune Altersflecken, die an einigen Stellen etwas verdickt und dunkler sind. Die Pflegerin berichtet, ihr beruflicher Alltag sei hektisch, Essenspausen seien kurz, und über die Runden bringe sie sich mit reichlich Kaffee und Rauchen. Das Essen in Eile vertrage sie sowieso nicht, sie bekomme sofort Völlegefühl. Dennoch versuche sie in ruhigeren Phasen gesunde Lebensmittel zu essen, da bereits vor einiger Zeit ein Pilzbefall im Darm festgestellt worden sei.

Fall 12

Eine Mittdreißigerin befindet sich wegen eines Reizmagens in Behandlung und nutzt die Gelegenheit, um auch nach einer Therapiemöglichkeit für ihre unreine Haut zu fragen. Tatsächlich ist eine so genannte Akne adultorum (Erwachsenen-Akne) mit Mitessern, eitrigen Pusteln und knotigen Entzündungen unter der Haut nicht zu übersehen. Vor allem bei Stress und an den Tagen der monatlichen Regelblutung schießen die Pickel auf. Die Haut sei zeitweise in einem deutlich besseren Zustand gewesen, als ihr ein Heilpraktiker wegen einer vermuteten Übersäuerung zu einer ausgewogenen, pflanzlich betonten Vollwertkost geraten hatte, aber sie nasche nun einmal zu gerne Süßes, sodass sie diese Ernährung nicht lange durchgehalten hätte. Insgesamt ist die Haut vor allem in der so genannten T-Zone fettig. Das Kinn wirkt gegen die Umgebung leicht gerötet.

Quiz-Lösungen

Fiel es Ihnen leicht, die richtigen Salze zu finden? Auch wenn Sie gleich erkannt haben, worauf die Kennzeichen verweisen, sollten Sie die Auflösungstexte genau durchlesen, denn sie enthalten wertvolle Zusatzinformationen.

Fall 1: Nr. 7 – Magnesium phosphoricum

Charakteristisch sind die leuchtend roten »talerförmigen« Flecken, die aber nicht ständig zu beobachten sind. Bei empfindlichen Menschen können sie sich direkt nach dem Essen verstärken. Auch ohne dieses Zeichen ist die Nr. 7 (siehe Seite 57 ff.) bei allen krampfartig einschießenden Schmerzen (z. B. Bauch-, aber auch Kopfschmerzen) sehr nützlich.

Fall 2: Nr. 11 – Silicea

Vor allem die spiegelnde Glätte wie auch die knittrige, vorzeitig gealtert wirkende Haut und die unelastischen Haare weisen bereits auf den ersten Blick auf ein Silicea-Ungleichgewicht hin. Die blauen Flecken sind durch vermehrte Gefäßbrüchigkeit erklärbar. Zudem deuten die Gelenkbeschwerden und die Verschlechterung bei Kälte und Nässe auf eine Silicea-Mangel hin. Eine auffallend vermehrte Bildung blauer Flecken sollte nicht länger als zwei oder drei Wochen auf eigene Faust behandelt werden! Die Silicea-Wirkung auf diese Veränderung macht sich innerhalb dieser Zeit noch nicht durchschlagend und sichtbar bemerkbar. Unbedingt sollte ärztlich geklärt werden, ob eine Veränderung der Blutgerinnung vorliegt. Sie könnte durch Medikamente, Blutkrankheiten oder auch bestimmte Nahrungsmittel bedingt sein.

Fall 3: Nr. 8 – Natrium chloratum

Die aufgeschwemmte Haut mit vergrößerten Poren weist auf dieses Salz hin. Der beschriebene Glanz, der sich wegwischen lässt, aber nach etwa einer Viertelstunde wieder auftaucht und wie eine Schicht auf dem Lid liegt, ist der Gel(atine)glanz. Trockene, feuchtigkeitsliebende, auf Fett aber empfindlich reagierende Haut ist ein deutlicher Hinweis auf Natrium chloratum. In der Beratung würde man auch die Ernährung ansprechen – ist sie betont salzreich (häufiges Essen in Fast-Food-Restaurants, Salzgebäck vor dem TV) oder aber auch betont salzarm (übertriebene Diäten)? Hier sollte ebenfalls eine Korrektur ansetzen, die dann gemeinsam mit dem Schüßler-Salz die Anzeichen rasch zum Verschwinden bringt.

Fall 4: Nr. 5 – Kalium phosphoricum

Bei Kalium phosphoricum wirkt die Schattierung aschgrau oder lehmgrau. Besonders klar ist sie am Kinn und an den Schläfen zu erkennen. Sie muss deutlich gegen das Schwärzlich-Grau des Ferrum phosphoricum und gegen das Bräunlich-Schwarz des Calcium fluoratum abgegrenzt werden. Das auch nach ausreichend langem Schlaf übernächtigte Aussehen und die eingefallen wirkenden Schläfen sind typisch. Die Anwendung von Nr. 5 wird in diesem Fall nicht nur das Gesicht beleben, sondern der Betroffenen vor allem wieder zu ihrer früheren Energie verhelfen.

Fall 5: Nr. 4 – Kalium chloratum

Alle beschriebenen Zeichen weisen auf dieses Salz hin. Aber auch ohne die typischen Antlitzzeichen bewährt es sich sehr bei wiederkehrenden Entzündungen oder Infekten, vor allem

in der Phase, in der der Infekt sich voll entfaltet hat (siehe S. 91).
Die milchig-rötliche Verfärbung fällt weit weniger ins Auge als die Ferrum- oder Magnesiumröte. Achten Sie gezielt darauf, denn wie bereits erläutert ist selten nur ein einziges Salz im Ungleichgewicht. Die Kalium-chloratum-Anzeichen geraten leicht in den Hintergrund, sollten aber nicht übersehen werden.

Fall 6: Nr. 12 – Calcium sulfuricum

Die Blässe, die Hauteiterungen und die chronischen Gelenkentzündungen deuten allesamt auf dieses Salz hin. Die Blässe wirkt wie eine »Blutleere« und so, als käme sie von innen heraus, aber nicht leblos wie die wächserne Blässe von Calcium phosphoricum, die besonders deutlich an der Unterseite der Nase zu beobachten wäre.

Fall 7: Nr. 3 – Ferrum phosphoricum

Die hektischen Flecken, die roten Ohren oder Rötungen im Gesicht ermöglichen ein Eingrenzen der Salze. Nur Magnesium phosphoricum hat ähnliche Zeichen. Der Unterschied ist vor allem durch Tasten herauszufinden: die Ferrum-Röte geht mit überwärmter Haut einher. Obwohl sie hier nicht direkt zu sehen war, spricht für diese Diagnose, dass die Erscheinungen besonders nach Bewegung auftraten.
Die Konzentrationsstörungen sind ebenfalls für Ferrum phosphoricum kennzeichnend. Durch den bläulichen Schimmer lassen sich auch die Schatten um die Augen eindeutig zuordnen.

Fall 8: Nr. 1 – Calcium fluoratum

Beschrieben wurden hier die charakteristischen Würfelfalten und die bräunlich-schwärzliche Verfärbung, die auf das Salz hinweist, das eine besondere Beziehung zum Binde- und Stützgewebe hat (die Osteoporose und die Senkungsbeschwerden sind weitere Hinweise, auch Krampfadern). Die Diagnose lässt sich erhärten, wenn man auch die Zähne und die Zunge mit einbezieht: Die Zahnspitzen wirken wie glasiert und etwas durchscheinend, die Zunge ist oft trocken und borkig. Die Haut an Händen und Füßen ist bei Calciumfluoratum-Ungleichgewicht oft übermäßig rissig und rau. Es lohnt sich, gezielt danach zu fragen!

Fall 9: Nr. 10 – Natrium sulfuricum

Fast könnte man die Verfärbungen der Haut, die auf dieses Salz hinweisen, chamäleonartig nennen, denn hier treten verschiedene Töne von blaurot über gelblich bis grünlich auf. Ein wichtiger Hinweis darauf, dass Natrium beteiligt ist, sind die Anschwellungen im Bereich der Unterlider. Auch in das übrige Gewebe wird vermehrt Flüssigkeit eingelagert. Dies zeigt sich deutlich an einer Gewichtszunahme, die aber rasch auch wieder verschwinden kann. Das ungesunde Aussehen wird vielfach von der bläulich roten Nase dominiert, die aber nicht zwangsläufig durch Alkoholgenuss bedingt ist. Tatsächlich spielt aber eine Leberbelastung eine Rolle. Sie äußert sich in einem Gelbstich des Augenweißes. Beeinträchtigen die Veränderungen und Beschwerden den Alltag, muss selbstverständlich ärztlich geklärt werden, ob nicht z. B. eine Leberentzündung oder eine andere Leber-, Gallen- oder Verdauungskrankheit die Ursache ist.

Fall 10: Nr. 2 – Calcium phosphoricum

Die wächserne Blässe ist das wichtigste antlitzanalytische Kennzeichen dieses Salzes. Da der Eintritt in den Kindergarten die Kleinen mit zahlreichen neuen Keimen konfrontiert, jagt vielfach ein Infekt den anderen. Das ist nicht unbedingt schlecht und auf jeden Fall ein Training für das Immunsystem. Ein mildes Stärkungs- und Kräftigungsmittel kann diese Phase aber wesentlich erleichtern. Natürlich ist es auch bei Älteren ebenso gut geeignet.

Fall 11: Nr. 6 – Kalium sulfuricum

Die Flecken und die gelblich-bräunliche Färbung sind kennzeichnend für dieses Salz. Dass eine Leber- oder Nierenkrankheit eher unwahrscheinlich ist, ergibt sich aus der Tatsache, dass das Augenweiß nicht gelblich ist. Dennoch können erst eine gründliche Untersuchung und Befragung sowie eventuell weitere Diagnoseverfahren Sicherheit geben. Auch Natrium sulfuricum führt zu gelblichen Verfärbungen, die jedoch eher in Richtung grünlich (»kränklich«) gehen. Der Hinweis auf die eine oder andere Tasse Kaffee und Zigarette zuviel legt ohnehin eine Unordnung im Kalium-sulfuricum-Gleichgewicht nahe.

Fall 12: Nr. 9 – Natrium phosphoricum

Deutlich sichtbare oder spürbare Übersäuerungszeichen weisen auf ein Ungleichgewicht in der Versorgung mit Natrium phosphoricum hin. Bei dieser Patientin sprechen nicht nur das Hautbild, sondern auch die Magenschleimhautreizung dafür. Da auch Stress zur Übersäuerung führt, ist der Zusammenhang zu verstärkten Hautproblemen klar. Die übermäßig aktiven Talgdrüsen sind gemeinsam mit einer zur Verhornung neigenden Haut, der Übersäuerung der Grundsubstanz und hormonellen Einflüssen Ursache für die Pusteln. Die Anwendung des 9. Schüßler-Salzes ist wesentlich einfacher und auch preisgünstiger als die übliche kosmetische Behandlung mit Reinigungsmilch und Gesichtswasser, Peelings oder auch Hormongaben. Sie führt von innen heraus zu einer schönen, klaren Haut.

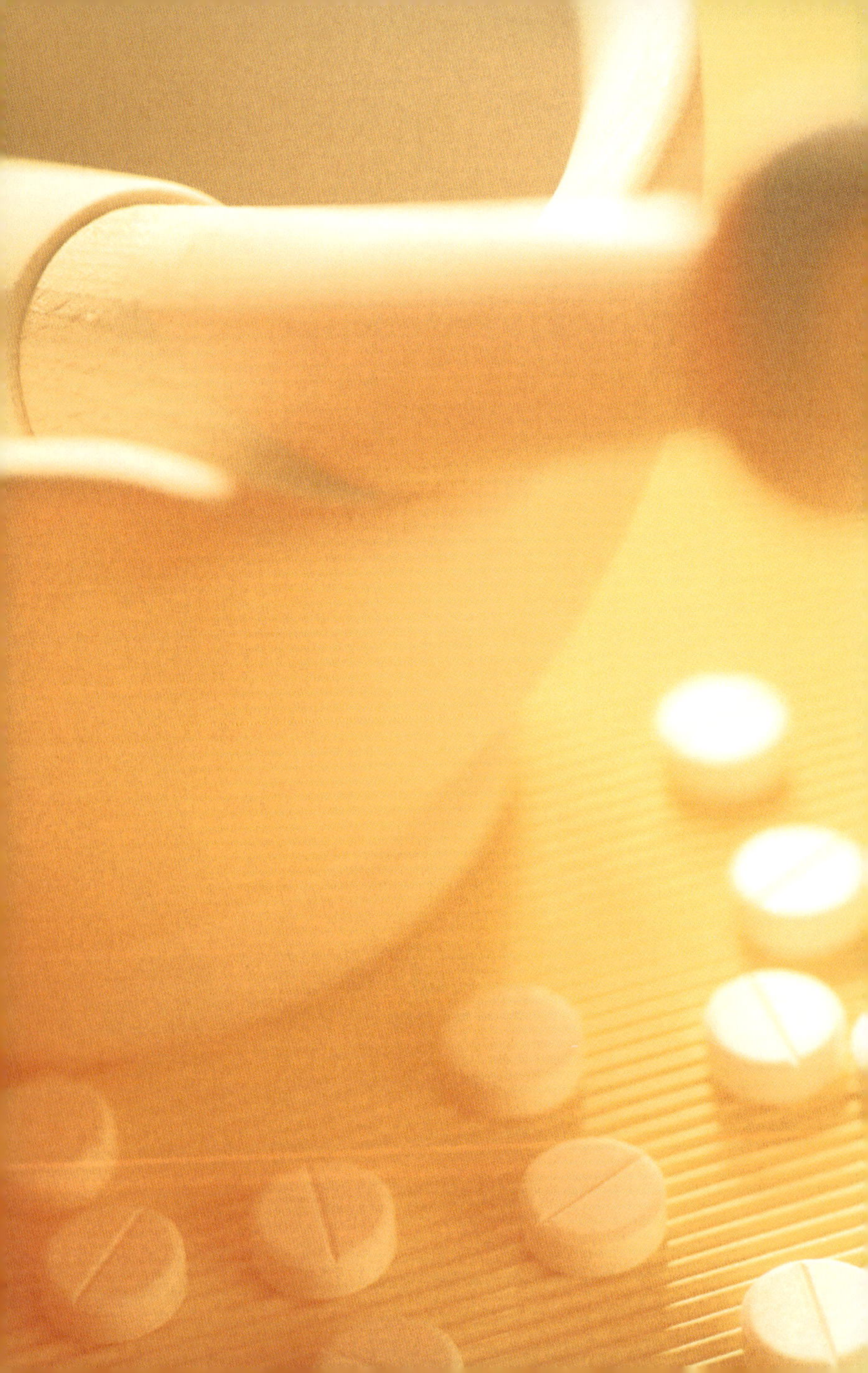

Die Lebenssalze praktisch anwenden

Die Lebenssalze praktisch anwenden

Sie haben ein Gesicht exakt analysiert und vielleicht noch einige ergänzende Fragen gestellt. Ihr Gegenüber berichtet möglicherweise über einzelne Beschwerden und Sie wissen auch bereits, welches Salz bzw. welche Salze helfen könnten. Nun geht es um wichtige Details: die richtige Dosierung, eventuelle Unverträglichkeiten und die Dauer der Einnahme. Vielleicht haben Sie auch gerade selbst ein Salz genommen und sind verunsichert, weil statt der erhofften Verbesserung eine Verschlechterung eingetreten ist: all diese praktischen Aspekte werden hier erläutert.

Dosierung und Einnahmedauer

Auch die Behandlung mit Schüßler-Salzen hat ihre Grenzen. Suchen Sie bei massiven und länger andauernden Beschwerden unbedingt einen Arzt auf.

Die Dosierung des Salzes oder der Salze hängt im Wesentlichen davon ab, wie ausgeprägt die Störung ist.

- Ist ein Mangel nur gerade eben feststellbar, ist zu überlegen, ob die Einnahme des betreffenden Salzes überhaupt notwendig ist. Vorbeugend sind maximal 3 Tabletten täglich empfehlenswert.
- Bei einem leichten Mangel ist ein Abbau der vorhandenen Speicher zu vermuten, sodass mit 3–5 Tabletten täglich gegengesteuert wird.
- Bei einem mittelgradig ausgeprägten Mangel sind die Kennzeichen bereits deutlich zu erkennen, die Hautanhangsgebilde (Haare, Nägel) sind mit einbezogen. In diesem Stadium sollten täglich 5–7 Tabletten eingenommen werden.

- Bei starkem Mangel lassen sich nicht nur deutliche Zeichen im Antlitz erkennen, sondern es sind bereits Krankheiten oder Beschwerden eingetreten. Mit 7–10 Tabletten täglich kann die Störung aufgefangen werden.
- Einen sehr starker Mangel sollten Sie nicht in Eigenbehandlung angehen, da die Gefahr besteht, dass sich bleibende Schäden ausbilden. Suchen Sie in diesen Fällen unbedingt einen erfahrenen Therapeuten auf.
- Je geringer die Beschwerden ausgeprägt sind, desto mehr Biochemische Mineralstoffe können gleichzeitig ausgeglichen werden. Je mehr Beschwerden auftreten, desto gezielter können eines bzw. nur wenige Mineralsalze eingenommen werden.
- Die Behandlungsdauer richtet sich ebenfalls danach, wie deutlich Hinweise auf ein Salz im Antlitz erkennbar sind bzw. ob und wie stark Beschwerden bestehen. Bei deutlich ausgeprägten Anzeichen kann eine Einnahmedauer von Wochen oder sogar Monaten empfehlenswert sein. Bei akuten Beschwerden endet die gezielte Behandlung, sobald die Beschwerden abgeklungen sind.

Wie lange werden die Schüßler-Salze genommen?

Da natürliche Methoden mit der Selbstregulation des Körpers arbeiten, können sie akute Probleme auch relativ akut wieder beheben, chronische Störungen brauchen aber längere Zeit zur Heilung. Dennoch machen sich einzelne Wirkungen der Schüßler-Salze zum Teil auch erstaunlich schnell bemerkbar. Wer die Prinzipien nach Schüßler anwendet, macht die Erfahrung, dass zunächst der Mangel eines bestimmten Salzes im Vordergrund steht. Sobald er behoben ist, tritt dahinter ein bislang verborgener Mangel in Erscheinung, und erst nach dessen Behandlung verschwinden Beschwerden oder Anfälligkeiten dauerhaft.

Eine Soforthilfe bei Insektenstichen bietet Natrium chloratum: in der ersten Stunde alle 5–10 Minuten eine Tablette nehmen.

Hilfe bei akuten Beschwerden

Bei Sodbrennen, saurem Aufstoßen und Erbrechen hilft Natrium phoshoricum rasch und wirkungsvoll.

Treten akute Beschwerden auf, wirken Schüßler-Salze am besten, wenn sie häufig eingenommen werden. Je akuter das Krankheitsbild, desto rascher und häufiger die Einnahme. Bei akuten Krankheiten ist es sinnvoll, eine Tablette alle paar Minuten, viertel- oder halbstündlich bis zum Abklingen der Beschwerden im Munde zergehen zu lassen.

Schüßler-Hausapotheke für akute Beschwerden

Für akute Beschwerden sind vor allem folgende Salze geeignet:

- **Magnesium phosphoricum:** Krampfartige Beschwerden, Schmerzen
- **Ferrum phosphoricum:** Bei Beginn einer Erkältung, Infektanfälligkeit, kleineren Verletzungen
- **Kalium chloratum:** Bei Schleimhautkatarrhen, bei bereits »blühender« Erkältung
- **Natrium chloratum:** Bei Schwellungen, auch durch Insektenstiche, bei wässrigem Schnupfen, Durchfall, tränenden oder trockenen Augen, Ausschlag mit wässrigen Bläschen, Herpes
- **Natrium phosphoricum:** Bei Verdauungsbeschwerden (auch bei Kleinkindern), zur unterstützenden (nie alleinigen!) Behandlung bei Asthma, bei Akne (durch Ernährungsfehler)

Bei den Salzen des Lebens ist eine Überdosierung nahezu unmöglich. Der stoffliche Anteil ist sehr gering.

Die Wirkstoffe werden frei, gehen über die Mundschleimhaut direkt ins Blut und gelangen direkt an den Wirkort. Meist ist diese Einnahme über eine halbe Stunde bis wenige Stunden notwendig, dann wird die Einnahme reduziert oder kann sogar ganz beendet werden.

Schnelle Linderung bei Krämpfen: die Heiße Sieben

Eine besondere Anwendungsform, die für das Magnesium phosphoricum (Nr. 7) reserviert ist, wird »die Heiße Sieben« genannt. Sie bewährt sich vor allem bei Schmerzen und akuten Beschwerden aufgrund von Muskelverkrampfungen in den Hohlorganen (Bauchschmerzen, Blähungen, Blasenentzündung, leichteren Nieren-, Gallenkoliken) und bei Menstruationsbeschwerden.

Die Heiße Sieben: So wird's gemacht

Zehn Tabletten Magnesium phosphoricum in eine Tasse geben und mit frisch aufgekochtem Wasser übergießen. Mit einem Holz- oder Kunststofflöffel bis zum vollständigen Auflösen umrühren – keinen Metalllöffel verwenden! So warm wie möglich kleine Schlucke in den Mund nehmen, dort einige Sekunden behalten und dann erst schlucken (Vorsicht bei Kleinkindern und Säuglingen – vorher an der Wange prüfen, wie bei einem normalen Fläschchen!)

Fast kein Thema: Unverträglichkeiten, Wechselwirkungen oder Überdosierung

Voraussetzung für eine erfolgreiche Behandlung mit Schüßler-Mineralstoffen ist die noch vorhandene Regulationsfähigkeit des Körpers. Bei schweren, bereits lange schulmedizinisch behandelten Krankheiten ist das in der Regel nicht mehr gegeben. Ansonsten können Schüßler-Salze von Kindern, Schwangeren und Erwachsenen jeder Altersstufe eingenommen werden. Gerade Kinder haben noch eine hervorragende Selbstregulationsfähigkeit.

Da die Schüßler-Lebenssalze Verbindungen sind, die im Körper des Menschen natürlicherweise vorkommen, kann auf-

Die Einnahme von Milchzucker kann zu erheblichen Beschwerden führen, wenn eine Laktase-Störung vorliegt.

grund der Potenzierung keine Überdosierung des Wirkstoffes eintreten.

Keine Wechselwirkungen

Wechselwirkungen mit konventionellen, so genannten allopathischen Medikamenten sind ebenso wenig zu befürchten wie mit homöopathischen oder anderen Mitteln. Allerdings sollten die Schüßler-Salze nur in Wasser aufgelöst oder als ganze Tablette eingenommen werden. Dabei müssen die Tabletten im Mund zergehen, damit sie direkt über die Schleimhaut in die Blutbahn gelangen. Ein falsch ausgewähltes Schüßler-Salz schadet im Übrigen nicht, da es sich um eine körpereigene Verbindung handelt.

Bei Milchzucker-Unverträglichkeit: Streukügelchen

Eine Unverträglichkeit des Trägerstoffes Milchzucker (Laktose) ist möglich, wenn die Aktivität des Milchzucker spaltenden Enzyms Laktase verringert ist. Vor allem bei Älteren und bei Menschen asiatischer Abstammung kann das der Fall sein. Die Milchzucker-Unverträglichkeit äußert sich beispielsweise in Blähungen oder Durchfall nach der Einnahme, allerdings meist nur bei hohen Dosierungen. 16 Tabletten enthalten etwa so viel Milchzucker wie 100 ml (½ Glas) Kuhmilch (4 g).

Als Alternative können die homöopathischen Streukügelchen desselben Salzes in derselben Potenz verwendet werden. Die Streukügelchen (Globuli) werden auf Rohrzuckerbasis hergestellt. 5–10 Globuli entsprechen einer Tablette (250 mg).

Ein Hinweis für Diabetiker: 48 Tabletten (480 Streukügelchen) entsprechen einer Broteinheit. Eine Berücksichtigung der eingenommenen Tabletten bei der BE-Berechnung ist also in der Regel nicht erforderlich.

Die Erstverschlimmerung: ein gutes Zeichen

Wenn Sie ein bestimmtes Schüßler-Salz als geeignet ausgewählt und eingenommen haben, können sich die Beschwerden zunächst verschlimmern. Das ist in der Regulationsmedizin immer ein günstiges Zeichen. Es wird mit Erstverschlimmerung bezeichnet und deutet darauf hin, dass sich der Körper nun vermehrt mit dem Problem auseinander setzt. Wie ist das zu erklären? Stellen Sie sich einen gesunden Körper wie eine Balkenwaage mit zwei Armen vor. Ist die Waage in Ordnung - der Körper gesund - so pendelt sich die Waage immer wieder im Gleichgewicht ein, wenn man eine Waagschale auslenkt. Sind die Regulationsmechanismen aber gestört, ist etwa das Gelenk der Balkenwaage verrostet oder verklebt, kann sich der Balken nicht mehr frei bewegen, die Regulation ist gestört, der Mensch vermag nicht auf äußere Reize zu reagieren und wird krank.

Bei einer Erstverschlimmerung sollten Sie die Einnahme der Salze fortsetzen. Sie verrät nämlich, dass das Mittel greift.

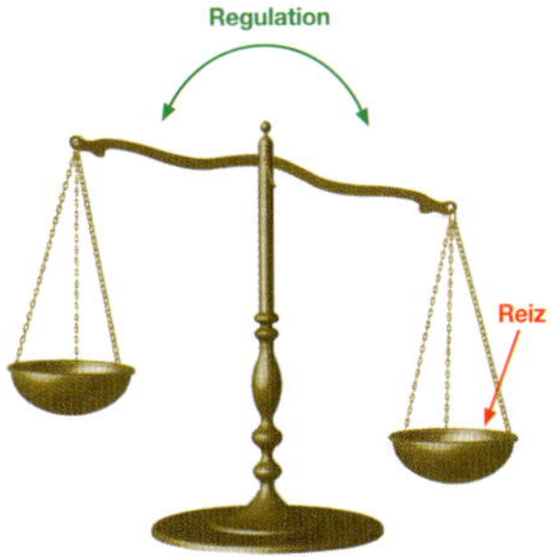

Ein gesunder Organismus funktioniert wie eine Waage. Er balanciert Belastungen aus

Wenn durch die Einnahme der Schüßler-Salze das Balkenlager wieder beweglich wird, kann es zu einer ersten starken Schwingung kommen. Diese erste starke Schwingung bezeichnet man als Erstverschlimmerung. Sie ist ein sicheres Zeichen, dass der richtige Weg beschritten wurde! Die Erstverschlimmerung kann sich beispielsweise darin äußern, dass verhärtete Muskeln stärker schmerzen (ein vergleichbarer Effekt kann auftreten, wenn ein Masseur sie durch kräftige Griffe zu lockern sucht - auch hier verschlimmern sich die Schmerzen anfangs!), Sodbrennen verstärkt auftritt, kleine Hautentzündungen aufblühen oder der Kopf schmerzt. Nach einigen Tagen verschwinden diese Beschwerden.

Bezugsquellen für Mineralsalze nach Dr. Schüßler – die Qualität entscheidet

Hersteller von Mineralsalzen gibt es inzwischen viele. Doch die Qualitätsunterschiede sind beträchtlich und Sie sollten beim Kauf in der Apotheke darauf achten. Zum einen sind nicht alle Salze, die auf dem Markt angeboten werden, entsprechend Schüßlers Vorgaben potenziert. Zum anderen handelt es sich in manchen Fällen um Quellsalze, die neben dem Mineralsalz meist auch noch andere Bestandteile enthalten.

Nach den Vorgaben Dr. Schüßlers hergestellte Salze

Das stärkste im Mangel befindliche Salz verursacht die stärksten Anzeichen. Häufig ist darunter ein weiterer Mangel verborgen.

Im Gegensatz hierzu werden die Mineralsalze von Anbietern wie der Deutschen Homöopathie-Union (DHU) oder der Firma ISO-Arzneimittel in langjähriger Tradition nach den Vorgaben Dr. Schüßlers hergestellt. Die zwölf Funktionsmittel Nr. 1–12 beider Hersteller sind in drei Potenzen (D3, D6, D12) lieferbar und erlauben somit dem Fortgeschrittenen eine individuelle Auswahl. Darüber hinaus schmecken sie angenehm und sind auch in heißem Wasser gut löslich, was insbesondere bei der Anwendung der »Heißen 7« wichtig ist. Bei allen Präparaten handelt es sich ausschließlich um apothekenpflichtige Arzneimittel. Ein komplettes Set der Schüßler Lebenssalze, mit denen wir die besten therapeutischen Erfahrungen sammeln konnten, bietet beispielsweise die DHU an.

Wo finde ich Beratung zu den Schüßler-Salzen?

Ein qualifizierter Therapeut kann am besten beurteilen, wann die Lebenssalze eingesetzt werden sollten. Naturheilkundlich orientierte Ärzte und Heilpraktiker üben die Methode aus. Bei stärkeren Beschwerden, längerem Andauern von Symptomen (über drei Wochen) oder akutem Einsetzen einer Erkrankung sollten Sie jedoch *immer* einen Arzt um Rat fragen. Hinter vermeintlich harmlosem Husten oder lange anhaltenden, wenn auch mäßigem Magendrücken können sich ernste Krankheiten verbergen, die rechtzeitig ausgeschlossen oder – wenn notwendig – konventionell behandelt werden sollten. Wurden die Beschwerden jedoch bereits diagnostiziert, so spricht vieles für eine Einnahme von Schüßler-Salzen. Therapeuten, die sich auf die biochemischen Heilweise spezialisiert haben, können Sie beim nächst gelegenen Ortsverein des Biochemischen Bunds e. V. erfragen. Die Adressen finden Sie im Anhang ab S. 138. Sie können sich aber auch mit dem Dachverband der Biochemischen Vereine in Verbindung setzen:

Eine gute, fachlich fundierte Diagnose verleiht Ihnen Sicherheit und ist bei schweren und länger andauernden Beschwerden unverzichtbar.

Biochemischer Bund Deutschlands e.V.
In der Kuhtrift 18
41541 Dormagen
Tel.: 02133-72003
Fax: 02133-739138
www.biochemie-net.de
E-Mail: biochemie@bbdnet.de

Der Verband stellt Interessenten kostenlos eine aktuelle Adressübersicht der Biochemischen Vereine und Verbände zur Verfügung und informiert auch über Seminare und Fortbildungsveranstaltungen.

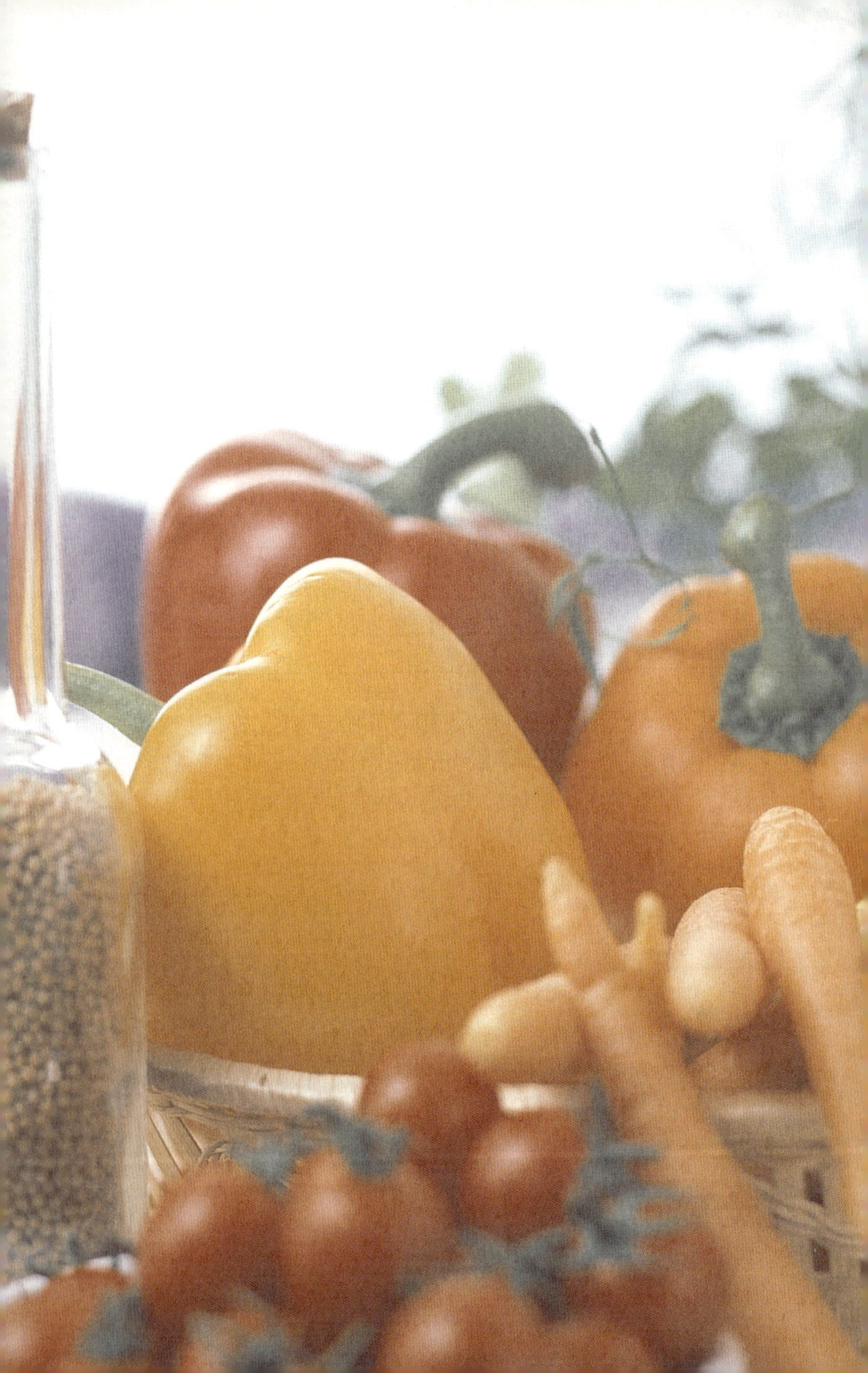

Die Säure-Basen-Balance sichern

Die Säure-Basen-Balance sichern

Der menschliche Organismus funktioniert nur dann optimal, wenn ein ausgewogenes Säure-Basen-Verhältnis gewährleistet ist. Jede größere Verschiebung bedeutet ein Risiko für Ihre Gesundheit.

Die Wirkung der Lebenssalze lässt sich erheblich steigern, wenn auch der Säure-Basen-Haushalt im Gewebe ins Gleichgewicht gebracht wird. Ein ausgeglichener Säure-Basen-Haushalt ist Voraussetzung für eine gute Nährstoffversorgung der Zellen. Umgekehrt behindert ein Ungleichgewicht die Nährstoffversorgung erheblich. In diesem Kapitel lernen Sie daher diesen wichtigen Bereich der Grundsanierung in Grundzügen kennen. Zudem finden Sie praktikable Ansätze zu seiner Regulierung.

Säure-Basen-Balance als Grundlage der Eiweißfunktion

Würde man den menschlichen Körper in seine Baustoffe zerlegen, dann fände sich, abgesehen von Wasser und Fett, hauptsächlich Eiweiß. Eiweiß ist der Baustoff, aus dem Gehirn, Herz, Muskulatur, Haut, Haare, Nägel, Knochen und Hormone bestehen, sogar Ihre Gedanken werden aus Eiweißbausteinen gebildet. Allein das Immunsystem besteht aus etwa 1,5 kg Eiweiß. Eiweiß ist der universelle Baustoff. Ohne Eiweiß kein Leben! Eiweiß sorgt für Lust, gute Laune, Kreativität und Leistung. **Damit Eiweiß seine Funktion im Körper optimal erfüllen kann, ist ein exakt eingestelltes Säure-Basen-Gleichgewicht erforderlich.** Empfindliche Vermittler chemischer Reaktionen, die Enzyme, sind beispielsweise Eiweißstoffe oder Peptide, die nur bei einem ganz bestimmten pH-Wert korrekt funktionieren. Ist die Umgebung zu sauer oder - seltener - zu basisch, sind die eiweißvermittelten Funktionen, und das ist ein großer Anteil der biochemischen Reaktionen, gestört. Im Blut wird das richtige Milieu durch Puffersysteme aufrecht erhalten und gerät erst bei schweren Krankheiten aus dem Gleichgewicht. Im Gewebe jedoch, vor allem im Bindegewebe, kann weit früher ein Ungleichgewicht des Säure-Basen-Haushalts eintreten.

Was sind Säuren und Basen?

Säuren und Basen sind in der Natur vorhandene, gegensätzlich wirkende Stoffe, quasi Antipoden. Treffen beide aufeinander, bilden sich neben Wasser Salze, je nach Säure bzw. Base auch die Salze des Lebens. Jeder kennt aus seinem persönlichen Umfeld sauer reagierende Lebensmittel wie etwa Zitronensaft, Sauerkraut, Essig und auch basische Stoffe wie beispielsweise Waschlauge, Bullrich-Salz und Natronlauge. Die Begriffe Base und Lauge sind gleichbedeutend. Natürlich gibt es auch basische Lebensmittel. Hierzu gehören z. B. Gemüse, einige Obstsorten und Getreide. Da ihre basischen Eigenschaften aber nur gering ausgeprägt sind, werden sie üblicherweise im Alltag nicht mit dem Begriff Base in Verbindung gebracht.

Im täglichen Gebrauch spricht man von einer Lauge, in der Fachterminologie von einer Base. Beides bedeutet das Gleiche.

Der pH-Wert: Maßeinheit für den Säureanteil

Um die Säure bzw. Basenstärke eines Stoffes zu charakterisieren, wurde der so genannte pH-Wert eingeführt. Das Kürzel stammt aus der lateinischen Sprache und steht für potentia hydrogenii, was soviel bedeutet wie »Menge an Säure« (Wasserstoffionenkonzentration). Die Skala reicht von 0 für extrem sauer über 7 für neutral bis 14 für extrem basisch. Im menschlichen arteriellen Blut wird ein pH-Wert von 7,4,

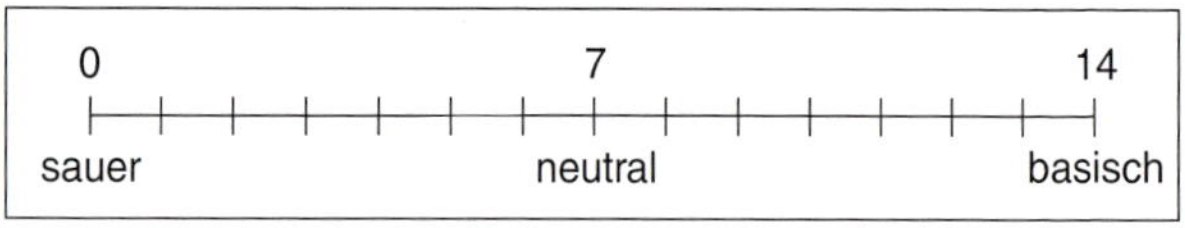

Der pH-Wert im arteriellen Blut liegt auf der Säure-Skala bei 7,4, befindet sich also leicht im Basischen

also leicht ins Basische verschoben, in einem sehr engen Rahmen einreguliert.

Säure- und basenspendende Lebensmittel

Säurereich oder säurebildend sind z. B. alle Fleisch- und Wurstsorten, Hartkäse, Quark, Weißmehlprodukte, polierter Reis, Dosengemüse und Dosenobst, Marmelade, Süßigkeiten und Schokolade.

Lebensmittel bringen saure und basische Anteile ein. Ein Nahrungsmittel ist entweder säurespendend, säurebildend oder basenspendend. Darüber entscheidet nicht nur sein Säure- oder Basengehalt, sondern auch, wie sich seine Bestandteile im Stoffwechsel verhalten. Eine deutlich saure Zitrone etwa enthält zwar Säuren, diese können aber leicht abgebaut und ausgeschieden werden. Zurück bleiben basische Bestandteile. Zitronen sind daher basenspendend. Der Nettoeffekt ist hier wie bei den meisten anderen Obst- und auch Gemüsesorten basisch. Ein eigentlich basisches Eiweiß dagegen wie das Eiklar wird so verstoffwechselt, dass schwerer ausscheidbare Schwefel- und Phosphorsäuren entstehen, sodass der Nettoeffekt sauer ist. Insgesamt wirken überreichlich genossene Kohlenhydrate, vor allem Einfachzucker und im Übermaß genossene eiweißreiche Nahrungsmittel im Stoffwechsel übersäuernd.

Basenspendende Nahrungsmittel halten gesund

Um gesund zu bleiben, sollten basenspendende Lebensmittel überwiegen. Unsere Nahrung ist häufig zu fett, zu reichlich und zu säurebildend. Die Zunahme der Zivilisationskrankheiten, die überwiegend auch Säurekrankheiten sind, spricht eine deutliche Sprache. Achten Sie deshalb darauf, dass Sie täglich mehr basenreiche als säurereiche Lebensmittel genießen. Die aktuelle, wissenschaftlich sehr breit anerkannte Empfehlung »fünf Portionen Gemüse und Obst am Tag« wirkt sich auch auf die Basenzufuhr äußerst günstig aus. Am einfachsten lässt sich die vermehrte Basenaufnahme in den Alltag umsetzen, wenn Sie ganz deutlich mehr pflanzliche als tierische Nahrungsmittel verzehren.

Sind Beschwerden eingetreten, sollte das Verhältnis sogar 80 % basenspendende zu 20 % säurespendende Lebensmittel betragen.

Wenn Sie im einzelnen wissen möchten, welche Nahrungsmittel zu welcher Gruppe gehören, können Sie sich Informationsmaterial in der Apotheke besorgen oder von der Deutschen Gesellschaft für Ernährung (DGE) zusenden lassen.

Die Rolle der Eiweißgrundsubstanz

Essen wir ständig zuviel Fleisch und Wurstwaren, so wird der Körper übermäßig mit Säuren belastet, die entsorgt werden müssen. Um den Säurewert im Blut und in den Zellen konstant zu halten, hat der Körper raffinierte Entgiftungsmechanismen entwickelt. Es gibt den Kohlensäurepuffer, den Phosphatpuffer, den Hämoglobinpuffer und den Eiweißgrundsubstanzpuffer. Dass vier solcher Systeme existieren, macht deutlich, wie überlebenswichtig es ist, den Säurewert im Blut und in den Zellen konstant zu halten. Wenn die ersten drei Puffersysteme zum Neutralisieren der Säure erschöpft sind, wird die Säure in der so genannten Eiweißgrundsubstanz abgelagert. Dies ist besonders problematisch, weil es dadurch zu einem Umbau der Eiweißsubstanz

Basenreich sind Gemüse (bis auf Rosenkohl und Artischocken), Pilze, Kartoffeln, weiße Bohnen, alle Obstsorten (bis auf Rhabarber), Soja, Milch und Molke.

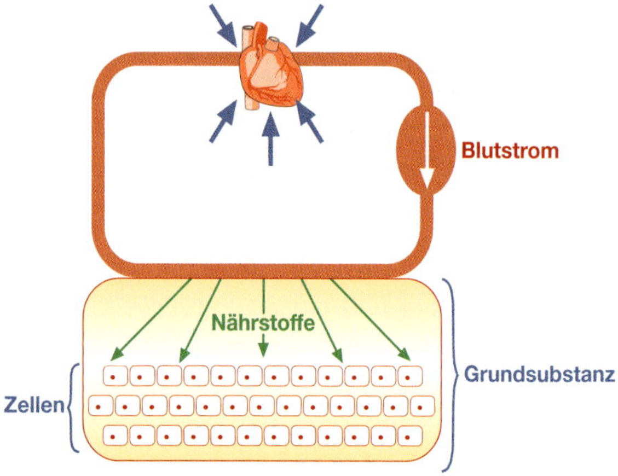

Das letzte Wegstück beim Transport der Nährstoffe zu den Zellen führt durch die Grundsubstanz

kommen kann, die die Nährstoffversorgung der Zellen gefährdet.

Ein Tunnelsystem zur Nährstoffversorgung der Zellen

Der menschliche Organismus besteht aus 70 Billionen einzelner Zellen. Diese Zellen müssen mit Nährstoffen versorgt werden und die Nährstoffe dazu aus dem Blut zu den einzelnen Zellen gelangen. Nun ist aber nicht jede Zelle an ein Blutgefäß angeschlossen. Die feinen Blutgefäße (Kapillaren) durchlaufen die so genannte Grundsubstanz. So wie man beim Hausbau die Steine mit Zementmörtel miteinander verbindet, so sind im menschlichen Körper die Zellen in diese Grundsubstanz eingelagert. Sie besteht aus Proteoglykanen, Verbindungen aus Kohlenhydraten und Eiweiß. Die Nährstoffe müssen aus den Blutgefäßen durch die Grundsubstanz zu den einzelnen Zellen wandern. Man kann sich diese Grundsubstanz vorstellen wie ein System aus dicht gepackten feinsten Röhren. Es setzt sich aus einer Art übereinander liegender Decken zusammen, die kleine Tunnel bilden. Durch diese Tunnel wandern die Nährstoffe zu den Zellen und versorgen diese mit Nährstoffen.

Schädliche Umbauvorgänge durch Übersäuerung

Wenn im Stoffwechsel dauerhaft übermäßig viele Säuren anfluten, beispielsweise durch eine fleisch- und fettreiche und an pflanzlichen Lebensmitteln arme Ernährung, werden die pH-Sicherungs-Puffersysteme stark in Anspruch genommen. Die Folge ist, dass auch das vierte Sicherungssystem, der Eiweißgrundsubstanzpuffer, mit überschüssiger Säure belastet wird. Dieses Gewebe ist gegenüber der Säure weniger empfindlich als Eiweißbausteine innerhalb der Zellen oder in der Blutbahn, weil hier die Eiweißmoleküle einerseits mit Kohlenhydraten verknüpft sind und die Grundsubstanz selbst andererseits nur einen sehr langsamen Stoffwechsel aufweist. Dennoch nimmt auch dieses Gewebe auf Dauer Schaden, wenn die dort abgelagerte Säure nicht wieder durch Basen neutralisiert wird. Die Folge einer dauernden Säurebelastung ist, dass die langsamen Auf- und Abbauvorgänge massiv gestört werden. Konsequenz: das Röhrensystem wird zerstört. Die Tunnel, durch welche die Nährstoffe aus dem Blut in die Zellen gelangen sollen, verstopfen. Als Folge davon nehmen die Zellen Schaden. Im schlimmsten Fall verhungern sie und sterben ab. Das ist auch der Grund, weshalb eine Sanierung des Säure-Basen-Haushaltes die Wirksamkeit der Lebenssalze erheblich verstärkt!

Zu viel Stress kann zu Übersäuerung führen

Die folgende Abbildung zeigt ein den tatsächlichen Verhältnissen im Körper angenähertes Schema. Gut zu erkennen sind die einzelnen Zellen, die Grundsubstanz, Blutgefäße und auch Nervenenden, die ebenfalls in die Grundsubstanz ein-

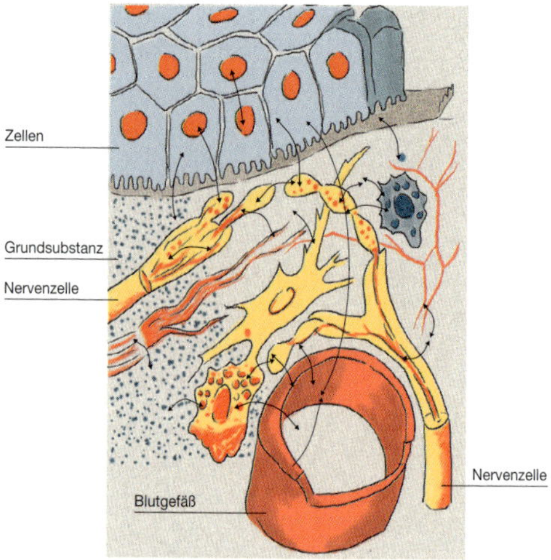

Die Lage von Zellen, Blutgefäßen und Nervenendigungen in der Grundsubstanz

Wenn ein Mensch häufig »sauer« und gestresst ist, kann sich das im wahrsten Sinne des Wortes auf den Organismus niederschlagen. Auch er wird sauer.

gebettet sind. Damit wird auch teilweise klar, welchen Einfluss die Psyche auf die Gesundheit ausübt.

Ein ständig gestresstes Nervenkostüm, das einem Gewitter von Nervenbotenstoffen ausgesetzt wird, führt ebenso zu Umbauvorgängen in der Grundsubstanz wie die Säurebelastung mit entsprechenden Folgen.

Die Grundsubstanz: Grundlage der Zellgesundheit

Die Grundsubstanz ist also entscheidend für Gesundheit auf zellulärer Ebene. Nach dem Schüßlerschen Prinzip: Ist die Zelle gesund, ist der Mensch gesund. Bei einem Säugling, bei dem die Grundsubstanz noch völlig intakt ist, ist das Gewebe maximal elastisch. Einen Säugling kann man, ähnlich wie eine Katze, die ihre Jungen trägt, mit zwei Händen am Rückengewebe hochheben. Das Gewebe ist extrem elastisch und schwingt nach dem Loslassen sofort zurück. Ist das Bin-

degewebe oder besser die Grundsubstanz säureerschöpft, wird der Mensch auch äußerlich sichtbar krank. Viele chronische Krankheiten haben diese Ursache oder eine Säurebelastung spielt dabei zumindest eine bedeutsame Rolle.
Die Wirksamkeit der Schüßler-Salze, homöopathischer Arzneien oder auch anderer Naturheilverfahren wie beispielsweise der Akupunktur verbessert sich außerordentlich, wenn ein säuregeflutetes Grundgewebe wieder neutralisiert wird und damit die Chance zur Regeneration erhält. Auch deshalb ist die Sicherung der Säure-Basen-Balance eine naturheilkundliche Grundmaßnahme.

Die eigene Säurebelastung ermitteln

Die Säurebelastung der Grundsubstanz kann der Laie – mit Einschränkung – im Urin messen. Beim Gesunden schwankt der pH-Wert des Urins um den Neutralpunkt 7 zu etwa 50 % im sauren und zu etwa 50 % im basischen Bereich. Ist die Grundsubstanz mit Säure bereits überfüllt, sind die Reservekapazitäten also schon erschöpft, liegen mehr Urinwerte über den Tag gemessen im sauren Bereich. Die Grafik auf S. 126 enthält zwei jeweils über einen Tag gemessene pH-Verläufe. Die blaue Linie zeigt gesunde Werte, die rote Linie dagegen signalisiert eine starke Säurebelastung, die so genannte Säurestarre.
Ein Verlauf wie der rote ist ein eindeutiges Signal für eine gestörte Grundregulation. Normalerweise fluten täglich je nach Zusammensetzung der Mahlzeiten sowohl Säuren als auch Basen in der Grundsubstanz an. Das bedeutet, dass vor einer Mahlzeit oder während der Nacht der Säuregehalt ansteigt (der pH-Wert des Urins fällt), nach einer Mahlzeit der Basengehalt.

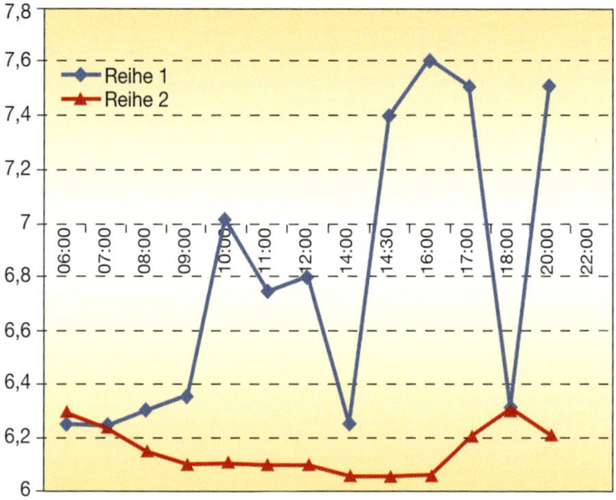

Hier wurde bei zwei verschiedenen Personen das Säure-Basen-Gleichgewicht im Urin gemessen und dokumentiert

Um einen Eindruck von Ihrer persönlichen Situation zu gewinnen, sollten Sie mehrere Tage lang bei jedem Toilettengang den Säurewert im Urin messen. Entsprechende pH-Streifen erhalten Sie in der Apotheke. Die gemessenen Werte tragen Sie bitte in einer Tabelle ein.

Uhrzeit	Mo	Di	Mi	Do	Fr	Sa	So
6.00–12.00							
12.00–18.00							
18.00–24.00							
0.00– 6.00							

Eine über einen längeren Zeitraum geführte Tabelle gibt Auskunft über Ihren persönlichen Säure-Basen-Haushalt

Regulierung durch Ernährung und Basengaben

Solange sich Messwerte sowohl im sauren als auch im basischen Bereich bewegen, kann eine Umstellung der Ernährung auf mehr pflanzliche Nahrungsmittel und die Pufferkapazität der Grundsubstanz erheblich verbessern und die Regeneration unterstützen. Zu einer ausgewogenen Ernährung gehören sowohl säure- als auch basenbildende Lebensmittel.

Bei starker Übersäuerung Basen zuführen

Liegen alle Messwerte im sauren Bereich, empfiehlt sich der **vorübergehende Einsatz von Basen** wie dem in Apotheken erhältlichen Rebasid. Ebenso eignen sich Kalium- oder Magnesiumcitrat oder Magnesiumorotat, das Sie in der Apotheke erhalten. Ein halber Teelöffel, jeweils morgens und abends in Fruchtsaft eingerührt, liefert basische Äquivalente, um die Regeneration der Grundsubstanz einzuleiten. Die Messungen sollten in diesen Fällen fortgeführt werden, bis sich eine natürliche Regulation eingestellt hat. Wichtig ist die Balance zwischen saurem und basischem pH-Wert. Liegen Sie nach dem Baseneinsatz zu stark im alkalischen Bereich, sollten Sie die Dosierung reduzieren. **Künstlich zugeführte Basen dienen nicht dazu, eine ungünstige Ernährung zu optimieren!** Basen können lediglich die überschüssigen Säuren neutralisieren. Bei längerem Gebrauch oder bei Krankheiten sollten Sie einen Arzt befragen.

Ausgewähltes Fleisch essen

Die im Fleisch darüber hinaus enthaltene entzündungsfördernde Arachidonsäure und die krankheitsfördernden Fette[2] können durch Basen nicht entsorgt werden. Hier hilft nur der sparsamere Umgang mit Fleisch. Bevorzugen Sie magere Filetstücke, Geflügel oder Wild.

Seefisch ist als Eiweißlieferant wegen seiner günstigen Vitalstoffe (Omega-3-Fette) Fleisch vorzuziehen.

2 langkettige, gesättigte Fette

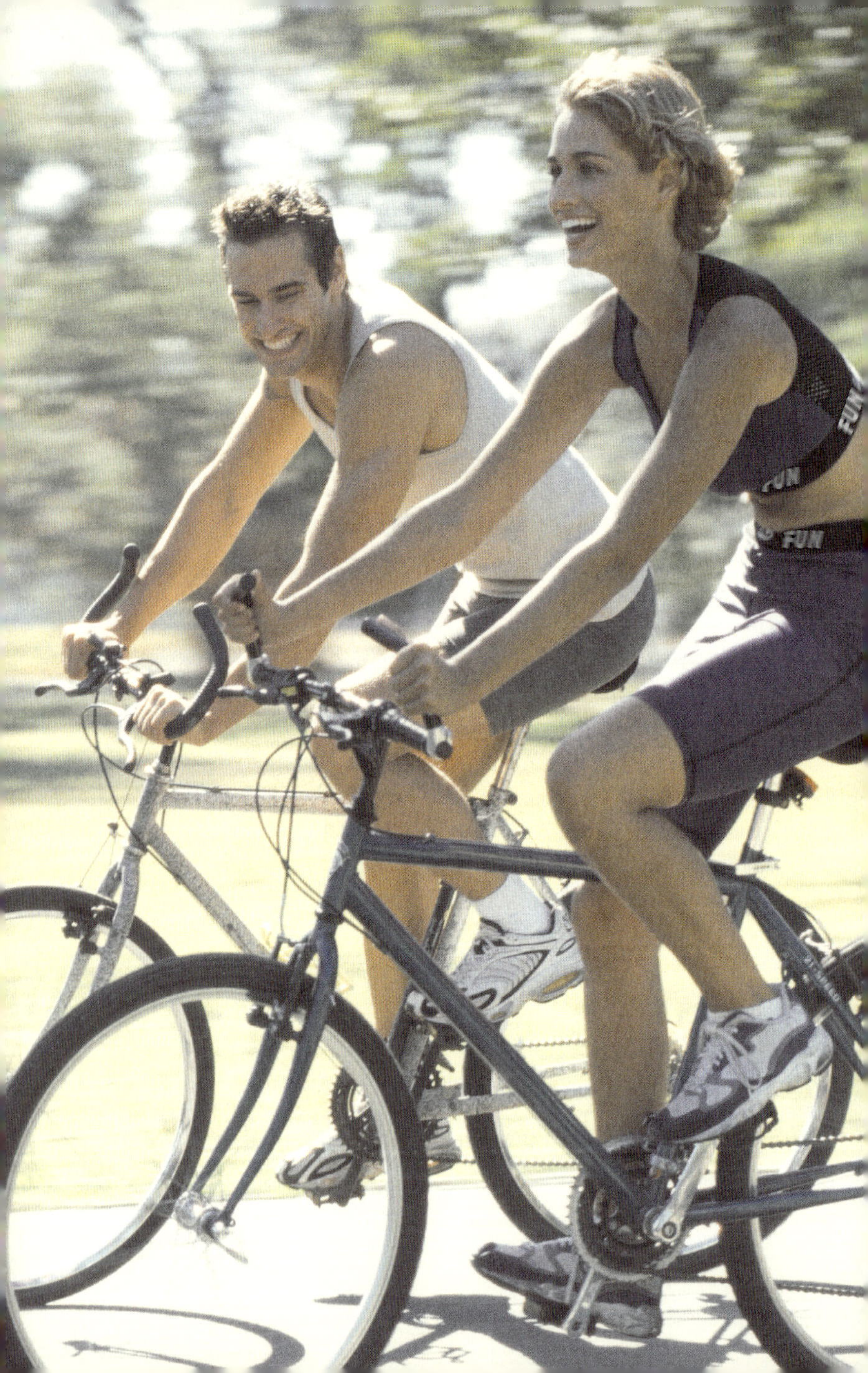
FUN
FUN
FUN

W E L T B I L D   P L U S
Das Plus in Friedberg
Kaiserstrasse 81
Tel.: 06031-166831

LLER, GEORG
SALZE, 12 TYPEN BM
82070850006 7,95

Total: 1 7,95 EUR

Bar: 10,00 EUR
Zurück: 2,05 EUR

trag enthält 0,52 EUR MWSt:
,00% = 0,52 Netto: 7,43
euernummer: 644/33111
.04.2004 18:25:29 157-1-473

Vielen Dank für Ihren Einkauf!

Das Ökosystem Darm pflegen

Das Ökosystem Darm pflegen

Der dritte wichtige Baustein in der Grundsanierung ist der Darm mit seinem Ökosystem. Im Darm leben menschliche und mikrobielle Zellen in enger Symbiose. Das bedeutet, dass beide aufeinander angewiesen sind. Der Darm braucht Keime, denn die »richtigen«, nicht krank machenden Keime verdrängen Bakterien oder Pilze, die zu Krankheiten führen würden. Darüber hinaus bilden die nützlichen Keime bestimmte Fettsäuren, die das richtige Milieu im Darm herstellen, das selbst wiederum die krank machenden Keime abtötet. Insgesamt bildet die Darmflora also einen wichtigen Teil des Abwehrsystems im Darm, das täglich mit Myriaden von

Darmflora	Gesamtheit der im Darm lebenden Bakterien *(Darmbakterien)* und Pilze. Die wichtigsten Funktionen der Darmflora sind die Unterdrückung von Krankheitserregern, die Hilfe beim Aufspalten einiger Nahrungsbestandteile und die Lieferung der Vitamine B_{12} und K
metabolisch	den Stoffwechsel betreffend
immunologisch	Abwehr gegenüber Krankheitserregern betreffend
pathogen	Krankheiten verursachend
protektiv	begünstigend, schützend

Keimen überflutet wird. Nicht nur für die Krankheitsabwehr, sondern auch gegen Allergien wirkt die natürliche Darmflora als Schutzschild. Insgesamt erhält sie die Barrierefunktion der Darmschleimhaut mit aufrecht und verhindert so, dass die falschen Stoffe ins Blut übertreten können.

Wie unser Darmtrakt aufgebaut ist

Der Darmtrakt gliedert sich in zwei Hauptabschnitte, den Dünndarm und den Dickdarm. Im Dünndarm werden weitestgehend die Nährstoffe aufgenommen, im Dickdarm unverdaute Speisereste durch dort angesiedelte Bakterien abgebaut. Die Besiedlung beider Darmabschnitte unterscheidet sich grundlegend voneinander. Die Darmflora erstreckt sich vom spärlich besiedelten Zwölffingerdarm bis zum dicht besiedelten Dickdarm. Die Zahl der im Darm lebenden Bakterien übersteigt sogar die Zahl der Körperzellen um ein Vielfaches. In einem gesunden Darm leben ca. 400 verschiedene Bakterienarten. Sie summieren sich auf ein geschätztes Gesamtgewicht von bis zu 1,5 kg. Die Darmflora schützt auch vor giftigen Stoffen. Vergleichbar ist die Entgiftungskapazität der Darmflora mit jener der für die Entgiftung im Körper zuständigen menschlichen Leber!

Im Magen, der ersten Verdauungsstation, herrscht ein saures Millieu, im Darm hingegen ein basisches.

Wie ein saurer Darm entsteht

Im gesamten Verdauungskanal herrscht ein fein aufeinander abgestimmtes Säure-Basen-Gleichgewicht. Die pH-Werte unterscheiden sich deutlich von jenen im Blut und in den Zellen gemessenen Werten, dennoch hängen beide unmittelbar miteinander zusammen. Durch eine Säurebelastung in der Grundsubstanz können etliche Regulationsvorgänge im Körper massiv gestört werden. So verschiebt sich das Säure-Ba-

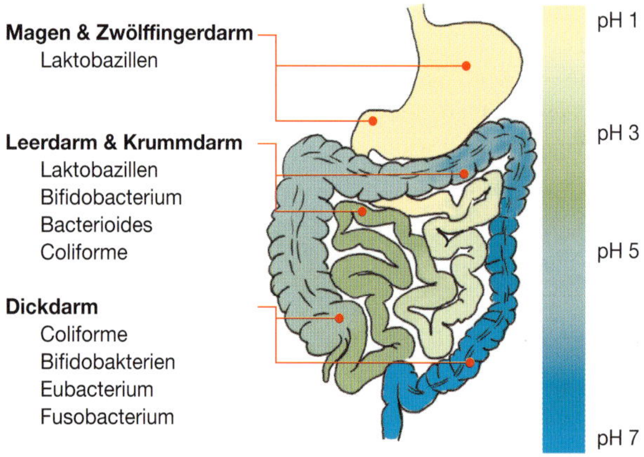

Säurewerte und Bakterienbesiedlung im Magen-Darm-Kanal im gesunden Zustand

sen-Gleichgewicht in vielen Darmabschnitten in den sauren Bereich.

Die Folgen einer übersäuerten Grundsubstanz

Während einer Mahlzeit wird im Magen aus Kochsalz und Wasser Salzsäure und Natriumhydrogencarbonat (Base) gebildet. Das Natriumhydrogencarbonat gelangt ins Blut, damit in die Gewebe und in die Grundsubstanz, wo es die abgelagerten Säuren mobilisiert.
Gelangt der im Magen angesäuerte Speisebrei in den Zwölffingerdarm, so produzieren Leber und Bauchspeicheldrüse Natriumhydrogencarbonat zur Neutralisierung des Breis. Auf diese Weise kommen Salzsäure und Natriumhydrogencarbonat wieder zusammen und neutralisieren sich unter Bildung von Kochsalz, das dann über den Blutweg erneut die

Belegzellen des Magens erreicht. Bei jeder Nahrungsaufnahme wiederholt sich dieser Vorgang.
Liegt eine Übersäuerung in der Grundsubstanz vor, wird ein höherer Anteil von Natriumhydrogencarbonat zur Säureneutralisierung in der Grundsubstanz benötigt, das dann aber im Zwölffingerdarm fehlt. Das Basendefizit im Darm versucht der Körper durch eine erhöhte Kochsalzspaltung auszugleichen. Die dabei im leeren Magen entstehende Salzsäure gelangt in den Zwölffingerdarm und führt dort zu einer Ansäuerung. Als Folge davon sind die Verdauungswerkzeuge (Enzyme) in ihrer Funktion gestört, es gelangen größere Mengen schlecht verdauter Nahrungsbestandteile in den Dickdarm. Durch die Säure kommt es zu einer Fehlbesiedlung des Dickdarms mit ungünstigen Bakterien. Das wiederum führt zu einer weiteren Verstärkung der Übersäuerung: ein perfekter Teufelskreis.

Die Darmschleimhaut wird brüchig

Die Darmflora ist ein empfindliches Ökosystem, vergleichbar dem Regenwald. Das System umfasst ein echtes Zusammenleben zwischen verschiedenen Bakterienfamilien und dem Menschen zum gegenseitigen Nutzen. Jede Lebensform ist auf eine andere angewiesen. Fehlt ein Glied in der Kette, leidet der gesamte Wald bzw. der Organismus. Diese Bakterien nehmen verschiedenste Funktionen wahr, beispielsweise die Ernährung der Darmschleimhaut. Fehlen sie, was beispielsweise nach einer Antibiotikabehandlung der Fall ist, oder sind die falschen Bakterien angesiedelt, wird die Darmschleimhaut nicht optimal ernährt, und damit »brüchig«.

Das Filtersystem Darm wird schadhaft

Als Folge davon gelangen Schadstoffe, die normalerweise nicht aufgenommen werden, durch die »löchrige« Darmwand hindurch in den Körper. Das Filtersystem Darmwand funk-

Schadstoffe, die normalerweise aus dem Körper ausgeschieden werden, gelangen bei einer beschädigten Darmwand in den Organismus und führen im Extremfall zu einer Selbstvergiftung.

tioniert also nicht mehr. Das zweite Problem besteht darin, dass durch die Besiedlung mit den falschen Mikroorganismen Fäulnis- und Gärungsprozesse einsetzen, also mehr Schadstoffe entstehen und diese verstärkt durch die poröse Darmwand aufgenommen werden. Sie belasten den Organismus und müssen nun abgebaut und entsorgt werden. Das wiederum geschieht in der Leber. Da die Leber mit der Entgiftung dieser z. T. hochgiftigen Stoffe (Ammoniaksalze) beschäftigt ist, müssen andere, ebenfalls wichtige Stoffwechselprozesse warten.

Zusammenfassend ist festzuhalten, dass der Darm mit einer Oberfläche von 300 qm den größten Teil des körpereigenen Immunsystems enthält. Er bildet damit die größte Grenze des Körpers zur Außenwelt. Störungen in der Darmflora führen zu Fehlfunktionen des Immunsystems – z. B. zu vermehrten Infekten und zu einer stärkeren Allergieneigung.

Schritte zur Darmsanierung

Antibiotika und andere Medikamente schädigen die Darmflora und vernichten vorhandene nützliche Mikroorganismen. Auch hier ist ein Aufbau der Darmflora wichtig.

Bei der Behandlung vieler Krankheiten ist die Darmsanierung eine wichtige therapeutische Maßnahme. Das Abdichten der Darmschleimhaut und die Ansiedelung einer neuen Darmflora sind dabei zunächst die wichtigsten Schritte.

Darmschleimhaut abdichten – Darmflora ansiedeln

Bei der Abdichtung der Darmschleimhaut, dem ersten Sanierungsschritt, scheinen die Zellbestandteile der natürlichen Darmflora ein wichtige Rolle zu spielen. Das geht nicht ohne eine darmfreundliche Ernährung. Zusätzlich kommen Präparate wie z. B. Colibiogen infrage. Bis zum Aufbau einer funktionstüchtigen Darmflora stellt Colibiogen eine Art Akuthilfe für die geschädigte Darmschleimhaut dar.

Der nächste Schritt besteht darin, eine neue Darmflora anzusiedeln. Aufteilen lässt sich die Darmflora in zwei große Gruppen, die Säuerungsflora im Dünndarm (Bifidus, Lactobacillus acidophilus) und E-Coli (Escherichia coli) im Dickdarm. Stimmt das Verhältnis, ist der Darm und damit der Mensch gesund. Dreht sich das Verhältnis um, bezeichnet man diese Entartung als Dysbiose. Zum Aufbau der Darmflora sind also drei unterschiedliche Keime notwendig. Im Dünndarm sind es die Bifidus und Lactobacillus acidophilus-Stämme, im Dickdarm Escherichia Coli.

Durch geeignete Bakterienstämme die falschen verdrängen

Um den Darm zu sanieren, müssen die notwendigen Kulturen wieder angesiedelt werden. Hierzu muss zum einen das Milieu stimmen; basenbetonte und faserreiche Ernährung unterstützt die Bildung der richtigen Keime. Zum anderen müssen die Keime auch selbst vorhanden sein. Um die Ansiedlung zu fördern, können geeignete Präparate eingesetzt werden. Diese helfen aber auf Dauer nur, wenn das Milieu stimmt. Gute Ergebnisse konnten beispielsweise mit *Probiotik pur*, einem Präparat mit vier verschiedenen Dünn- und Dickdarmspezifischen Stämmen erzielt werden[3].

Bei einem Neugeborenen ist der Darmtrakt völlig steril. Während der ersten zwei Lebensjahre wird der Trakt jedoch durch die Aufnahme von Nahrung mit Hunderten von mützlichen Bakterienarten besiedelt.

Im Rahmen einer Darmsanierung treten insbesondere in den ersten Tagen häufig Blähungen auf und der Stuhl erhält eine hellere Färbung. Beides sind Anzeichen einer erfolgreichen Behandlung. Die Blähungen verschwinden, sobald die neue Darmflora die alte verdrängt hat. Sie sollten die Einnahme dann noch einige Tage fortsetzen.

Zusammenfassend lässt sich festhalten, dass eine Fehlbesiedlung von Bakterien im Darm in der Regel die Folge einer

3 Erhältlich u. a. bei www.besser-billiger-bequemer.de. Tel. 03841-75 83 13

Fehlernährung ist. Eine Behandlung der Übersäuerung sollte daher sinnvollerweise stets gleichzeitig mit einer Darmsanierung durchgeführt werden.

Ballaststoffreich essen

Der Name »Ballaststoffe« stammt aus dem 19. Jahrhundert. Damals glaubte man noch, unverdauliche pflanzliche Teile und Ähnliches seien für den menschlichen Körper unnütz.

Besonders wichtig für eine gesunde Darmflora ist eine ballaststoffreiche Ernährung. Häufig führen eine Ernährung mit Fertigprodukten sowie überproportionaler Fleischverzehr zu einer Unterversorgung mit diesen wichtigen Stoffen. Ballaststoffe finden sich ausschließlich in pflanzlichen Lebensmitteln. Es sind Nahrungsbestandteile, die vom Menschen infolge fehlender Verdauungswerkzeuge (Enzyme) nicht oder nur teilweise verwertet werden können. Zu den Ballaststoffen zählen Zellulose, Hemizellulose, Pektine und Lignin. Sie sind wichtig zur Anregung der Darmfunktion und sie ernähren die Darmflora. Eine zu geringe Zufuhr führt in der Regel zu Verstopfung (Obstipation).

Nährstoffe für die Darmschleimhaut

Ballaststoffe werden zwar von den Verdauungsenzymen nicht angegriffen, dafür aber zum Teil von der Darmflora abgebaut.

Dieser Vorgang ist außerordentlich wichtig, weil hierbei Produkte entstehen, die wiederum der Darmschleimhaut als Nährstoffe dienen (kurzkettige Fettsäuren). Es handelt sich also um ein ausgeklügeltes Ökosystem, ein echtes Zusammenleben zum gegenseitigen Nutzen.

Reichlich Ballaststoffe und Flüssigkeit zuführen!

Reich an Ballaststoffen sind Vollkornprodukte, Gemüse und Obst. Sie sollten drei bis fünf Portionen Obst und etwa 400 g

Gemüse pro Tag essen. Wenn Sie dazu noch Brot oder Getreideflocken (Müsli) auf Ihren täglichen Speiseplan setzen, wird die empfohlene Zufuhr von 30 g Ballaststoffen problemlos erreicht. Steigern Sie diese Zufuhr aber in kleinen Schritten! Wichtig bei der Umstellung auf eine ballaststoffreichere Ernährung ist, dass Sie auf eine ausreichende Flüssigkeitszufuhr achten. Sinnvoll sind 1,5 bis 2 Liter pro Tag; am besten eignen sich dafür Wasser, Mineralwasser oder Kräutertee. Kaffee, Schwarztee und Colagetränke führen dabei zu einer negativen Bilanz, da sie durch den Koffeingehalt und die anregende Wirkung auf die Nieren mehr Flüssigkeit ausscheiden als mit den Getränken zugeführt wird. Blähungen als Zeichen einer gut beschäftigten Darmflora können in den ersten Tagen auftreten.

Eine Darmsanierung kann bei der Heilung von Allergien, Dermatosen, Rheuma, Leber- und Gallenleiden sowie verschiedenen entzündlichen Magen- und Darmerkrankungen sehr gut wirken.

Willkommener Nebeneffekt: Eine solche Ernährung eignet sich auch hervorragend, um das Körpergewicht zu reduzieren. Ausreichend Bewegung ist ein weiterer unentbehrlicher Faktor für die Darmgesundheit und regelmäßige Verdauung. Regelmäßige, aber maßvolle Bewegung wie Rad fahren, Schwimmen, Joggen oder Walken halten gesund und fit und bringen die Verdauung auf Trab.

Rundum gesund!

Durch eine Kombination aus gesunder Ernährung, Entspannung und angemessener Bewegung können Sie Wesentliches für Ihr Wohlbefinden tun. Mit dem Trio aus Säure-Basen-Balance, Darmsanierung und allen voran der Zellversorgung durch Schüßler-Salze haben Sie einen unschätzbaren Schlüssel zu mehr Lebenskraft gefunden, mit dessen Hilfe Sie eine schwache Gesundheit von Grund auf stärken und Ihren Organismus an der Basis durchgreifend vitalisieren können. Ihr Körper wird es Ihnen durch ein echtes Wohlgefühl und ein hohes Energieniveau danken.

Adressen

Bei den folgenden Ortsvereinen des Biochemischen Bundes Deutschlands können Sie sich über die Therapie mit den Schüßler-Salzen informieren. Hier erhalten Sie auch die Anschriften von erfahrenen Heilpraktikern, Ärzten und Therapeuten.

Biochemischer Gesundheitsverein Aachen e.V.
Sigrid Vinken, Am Pötzchen 2c, 52156 Monschau, Tel. 02472-16 47

Biochemischer Verein Bad Münder und Umgebung e.V.
Geschäftsstelle: An der Bleiche 14a, 31832 Springe, Tel./Fax 05041-46 00

Biochemischer Verein von 1898 e.V. Bad Salzuflen
Ilse Rönn, Herforder Straße 79, 32105 Bad Salzuflen, Tel. 05222-592 52

Gesundheitsverein Bad Segeberg e.V.
Sabine Marthiensen, Friedenstr. 3, 23684 Pönitz, Tel. 04524-70 69 00
Fax 04524-70 69 01

Verein für Volksgesundheit Bensheim (Biochemischer Verein Bergstraße) e.V.
Margot Knaup, Friedhofstraße 24, 64683 Einhausen, Tel./Fax 06251-547 68

Biochemischer Verein Groß-Berlin e.V.
Geschäftsstelle: Haus der Demokratie und Menschenrechte
Greifswalder Straße 4, 2. Hof, 3. Etage, Zi. 315, 10405 Berlin
Tel. 030-204 45 99, Fax 030-201 20 47

Biochemischer Verein Bielefeld-Gadderbaum e.V.
Günther Remberg, Eggeweg 75, 33617 Bielefeld, Tel. 0521-14 19 49

Biochemischer Verein Ravensberg e.V. Bielefeld
Horst Stuckenbrock, Kreiensieksheide 22, 33619 Bielefeld
Tel. 0521-10 03 33

Biochemischer Verein Bielefeld-Schildesche e.V.
Dirk Achtzehn, Schillerstr. 13, 33609 Bielefeld, Tel. 0521-856 25

Biochemischer Verein Bodensee
Helga Teufel, Döllenstraße 11, 78337 Öhningen, Tel. 07735-39 86

Volksgesundheitsverein e.V. Braunschweig
Ingo Rüscher, Fallersleber-Tor-Wall 21, 38100 Braunschweig
Tel. 0531-24 23 70, Fax 0531-242 37 26

Biochemischer Gesundheitsverein Bremen e.V.
Hans-Heinrich Jörgensen, Moorbeker Str. 35, 26197 Großenkneten
Tel. 04435-50 68, Fax 04435-61 66

Verein für natürliche Lebensweise Biochemischer Verein Bühl/Baden-Baden
Christoph Chesnais, Hauptstraße 59, 77815 Bühl
Tel. 07223-90 20 90, Fax 07223-90 20 91

Biochemischer Verein Bünde und Umgebung e.V.
Luzie Timmerhaus, Im Weingarten 7, 32257 Bünde, Tel. 05223-602 40

Biochemischer Verein Clausthal-Zellerfeld e.V.
Elsbeth Zimmermann, Bremer Stieg 2, 38678 Clausthal-Zellerfeld
Tel. 05323-10 35

Verein für Volksgesundheit Darmstadt e.V.
Hans Wittersheim, Geschäftsstelle: Heinheimer Straße 48 (Hof)
64289 Darmstadt, Tel./Fax 06151-71 48 86

Arbeitskreis für Homöopathie und Biochemie im Kneipp Verein Düppenweiler e.V.
Ute Schmidt, Jungenwaldstraße 19, 66701 Beckingen-Düppenweiler
Tel. 06832-914 50

Biochemischer Verein Dortmund-Mengede e.V.
Anneliese Bartnick, Burgring 1, 44359 Dortmund

Verein für angewandte Biochemie Dortmund Süd e.V.
Bärbel Abdel-Hafeez, Schulstraße 41a, 44289 Dortmund, Tel. 02304-77 96 46

Biochemischer Gesundheitsverein Dresden e.V.
Anna Ludewig, Dornblüthstraße 7, 01277 Dresden
Tel. 0351-311 71 29 u. 311 29 30

Biochemischer Gesundheitsverein Erfurt e.V.
Matthias Heß, Am Hirzberg 14, 99887 Herrenhof, Tel. 0170-198 97 16

Biochemischer Gesundheitsverein Essen
Marianne Windt, Windmühlenstr. 1, 45147 Essen, Tel. 0201-70 83 32

Biochemischer Verein e.V. Frankfurt a.M.
Peter H. Martens, Robert-Koch-Straße, 65779 Kelkheim (Ruppertshain)
Tel. 06174-617 13, Fax 06174-617 39

Biochemischer Gesundheitsverein Frankfurt/Oder e.V.
Hans-Joachim Laube, Wimpinastr. 21d, 15232 Frankfurt/Oder
Tel. 0335-54 38 12

Verein für natürliche Lebensweise - Biochemischer Verein Freiburg i. Br.
Geschäftsstelle: Renate Tippel, Auwaldstraße 50, 79110 Freiburg
Tel./Fax 0761-156 18 39

Biochemischer Gesundheitsverein Görlitz und Umgebung e.V.
Heidrun Gromann, Feuerbachstraße 2, 02827 Görlitz, Tel. 03581-73 09 21

Verein für natürliche Gesundheitspflege Gräfenthal/Suhl/Geschwenda
Gerrit Hossiep, Obere Coburger Str. 20, 98743 Gräfenthal
Tel. 036703-809 23

Volksgesundheitsverein Gütersloh e.V.
Hans-Dieter Oltmanns, Bismarckstraße 51, 33330 Gütersloh
Tel./Fax 05241-123 14

Biochemischer Verein Groß-Hamburg e.V.
Geschäftsstelle: Cornelia Bade, Bahnhofstraße 87, 22844 Norderstedt
Tel. 040-526 21 22, Fax 547 86 16

Volks-Gesundheits-Verein Hannover e.V.
Geschäftsstelle: Werner Ruhkopf, Niedersachsenring 41, 30163 Hannover
Tel. 0511-63 75 53

Volksgesundheitsverein Hemeln e.V.
Rudolf Metzner, Bürgermeister-Wallbach-Str. 14, 34346 Hann. Münden
Tel. 05544-15 43

Biochemischer Verein Herford e.V.
Erhard Strathmann, Viehtriftenweg 142a, 32052 Herford, Tel. 05221-565 72
und 710 69, Fax 05221-557 97

Biochemischer Gesundheitsverein e.V. von 1909 Hildesheim
Karin Bartels, Augustastr. 9, 31141 Hildesheim, Tel. 05121-149 67

Biochemischer Gesundheitsverein Homburg/Saar e.V.
Franz-Josef Klein, Heiderbruchstraße 45, 66424 Homburg, Tel. 06841-611 55
Fax 06841-24 24

Naturheilverein Karlsruhe e.V., Arbeitskreis Biochemie
Gabriele Speich, Geigersbergstraße 49, 76227 Karlsruhe, Tel. 0721-49 48 81
Fax 0721-49 58 60

Biochemischer Verein Kassel e.V.
Karl Eikelmann, Am Fichtenrain 6, 34128 Kassel, Tel. 0561-88 24 50

Biochemischer Gesundheitsverein Kiel e.V.
Ingrid Boller, Holtenauer Straße 202, 24105 Kiel, Tel. 0431-80 36 09

Verein für natürliche Lebensweise – Biochemischer Verein Südpfalz
Ursula Werner, Gartenstraße 11, 76833 Knöringen, Tel. 06341-639 70
Fax 06341-601 25

Verein für Mineralsalzlehre nach Dr. Schüßler Koblenz e.V.
Geschäftsstelle: Pfuhlgasse 15, 56068 Koblenz
Tel./Fax 0261-149 87 (9–14 Uhr)

Biochemischer Verein Köln e.V.
Ines Bloeß, Deichmanns Aue 38, 53179 Bonn-Mehlem
Tel. 0228-934 33 27, Fax 0228-934 33 28

Biochemischer Verein Lage e.V.
Josef Filla, Wilhelm-Raabe-Straße 26, 32791 Lage, Tel. 05232-614 42

Biochemischer Verein Lautenthal
Gabrielle Ehnert, An der Laute 30, 38685 Langelsheim-Lautenthal
Tel. 05325-47 09

Naturheilverein Lippe
Geschäftsstelle: Marion Otten, Tegeler Str. 2, 32825 Blomberg
Tel. 05235-27 35

Biochemischer Verein Lübeck v. 1920 e.V.
Ulrike Sperling, Rosenstr. 56, 23626 Ratekau, Tel. 04504-49 08

Biochemischer Verein Mannheim-Ludwigshafen
Lotte Ratzel, Haardtstraße 2, 68163 Mannheim
Tel. 0621-82 36 72 u. 06293-793 71

Arbeitskreis Biochemie im Kneipp-Verein Merzig e.V.
Konrad Thome, Ostring 64 D, 66663 Merzig, Tel. 06861-79 17 71
Fax 06861-79 23 73

Biochemischer Gesundheitsverein Mönchengladbach
Rosemarie Müllers, Neuhaus 1, 41812 Erkelenz, Tel. 02431-744 14

Biochemischer Verein München
Elfriede Siewert, Kerschensteinerstraße 141, 82110 Germering
Tel. 089-84 62 48

Biochemischer Verein Neviges e.V.
Corina Stahl, David-Peters-Str. 30, 42553 Velbert, Tel. 02053-50 47 75

Verein für volkstümliche Gesundheitspflege Offenbach (Main)
– Biochemischer Verein e.V. –
Peter Hain, Arndtstraße 18a, 63069 Offenbach, Tel. 069-84 50 39

Biochemischer Gesundheitsverein Oldenburg e.V. gegr. 1885
Hans-Heinrich Jörgensen, Moorbeker Str. 35, 26197 Großenkneten
Tel. 04435-50 68, Fax 04435-61 66

Arbeitskreis für Homöopathie und Biochemie
des Naturheilvereins 1892 Pforzheim e.V.
Peter Emmrich, Christophallee 21, 75177 Pforzheim, Tel./Fax 07231-35 88 66

Verein für angewandte Biochemie e.V. Pirmasens
Roswitha Kammer-Ferdinand, Hochwaldstraße 63, 66954 Windsberg
Tel./Fax 06331-22 98 24

Homöopathisch-Biochemischer Verein Recklinghausen
Reinhard Strehlke, Hochstr. 70a, 45894 Gelsenkirchen, Tel. 0209-93 08 20
Fax 0209-930 82 32

Biochemischer Verein Remscheid e.V.
Baustraße 39, 42853 Remscheid, Tel. 02191-408 45

»Gesundheitskreis« Biochemischer Verein e.V. Rimbach
Waltraud Müller, Centwald 2, 64658 Fürth, Tel. 06253-93 21 61
Fax 06253-93 21 62

Biochemischer Verein Rosenheimer Land e.V.
Johannes Rother, Ledererstraße 10, 83224 Grassau, Tel. 08641-59 87 63

Verein für natürliche Lebensweise St. Wendel e.V.
(Verein für Biochemische Heilweise nach Dr. Schüßler)
Alice Diversy, Mainzweilerstraße 21, 66606 St. Wendel, Tel./Fax 06851-73 72

Biochemischer Verein Schweinfurt e.V.
Brunhilde Schmitt, An der Saale 3, 97717 Euerdorf, Tel. 09704-59 22

Biologischer Gesundheitsverein Solingen
Erika Janke, Spitzwegstr. 8, 42719 Solingen, Tel. 0212-31 49 84

Biochemischer Verein e.V. Stadthagen
Helmut Külpmann, Nordring 3, 31655 Stadthagen, Tel. 05721-46 23

Biochemischer Verein Stuttgart
Günther Krämer, Stiftsgrundhof 48, 71522 Backnang
Tel. 07191-828 47, Fax 07191-720 49

Verein für Homöopathie und Biochemie Tuttlingen-Rottweil e.V.
Günther H. Heepen, Wilhelmstraße 20, Postfach 4230, 78532 Tuttlingen
Tel. 07461-96 95 51, Fax 07461-136 48

Verein für Naturheilweisen Schwarzwald-Baar e.V.
Gerhard Künstel, Heilbronner Straße 77, 78054 VS-Schwenningen
Tel. 07720-81 14 88, Fax 07720-81 14 86

Biochemischer Verein Warendorf e.V.
Karl-Jürgen Schindelka, Hermann-Löns-Straße 33, 48231 Warendorf
Tel. 02582-13 97, Fax 02582-658 31

Biochemischer Verein Dreiländereck e.V. Weil am Rhein
Rosemarie Dupps-Kolin, Klybeckstraße 23, 79576 Weil am Rhein
Tel. 07621-79 25 99, Fax 07621-79 25 98

Biochemischer Verein Wiesbaden und Umgebung e.V.
Andrea Hielscher, Kapellenstraße 7, 65527 Niedernhausen, Tel./Fax 06127-99 91 96

Biochemischer Gesundheitsverein e.V. Wilhelmshaven
Horst Müller, Pappelweg 15, 26452 Sande, Tel. 04422-20 15

Biochemischer Verein Wolfenbüttel e.V.
Sigrid Ehrenreich, Neue Straße 25, 26826 Weener, Tel. 04951-95 56 33

Biochemischer Verein e.V. Würzburg
Thomas Schneider, An den Weiden 5, 97348 Willanzheim, Tel. 09323-434

Biochemischer Verein Wuppertal e.V.
Dieter Verst, Benzstr. 8, 42117 Wuppertal, Tel. 0202-30 67 83

Register

Die Autoren

Dr. Georg Keller ist Apotheker und Homöopath und veröffentlichte bereits verschiedene Bücher zum Thema Homöopathie. Sein besonderes Interesse gilt den Schüßler-Salzen, die er auch selbst herstellt. Dr. Ulrike Novotny und Dr. Markus Wiesenauer sind Mediziner und Fachjournalisten.

Wichtiger Hinweis

Die im Buch veröffentlichten Ratschläge und Rezepte wurden mit größter Sorgfalt von Verfassern und Verlag erarbeitet und geprüft. Eine Garantie kann jedoch nicht übernommen werden. Ebenso ist eine Haftung der Verfasser bzw. des Verlages und seiner Beauftragten für Personen-, Sach- oder Vermögensschäden ausgegeschlossen.

Bildnachweis

Fotos: AKG S. 12; Corbis Stock Market/David Aubrey S. 106; DHU S. 92; IFA Bilderteam/IPS S. 116; Superbild/B.S.I.P. S. 78; Zefa/M. Thomsen S. 28/Creasource S. 128
Illustrationen Antlitzanalyse: © Peter E. Reiche
IIllustrationen S. 25, 34, 122, 124, 126, 132: Klaus Dursch

Impressum

Genehmigte Lizenzausgabe für Verlagsgruppe Weltbild GmbH,
Steinerne Furt, 86167 Augsburg

Projektleitung: Caroline Colsman
Redaktion: Sibylle Möhring
Umschlaggestaltung: Thomas Jarzina, Köln
Umschlagmotiv: Mauritius GmbH, Mittenwald
Gesamtherstellung: aprinta Druck GmbH & Co. KG,
Senefelderstraße 3 – 11, 86650 Wemding

Printed in Germany

ISBN 3-8289-1993-6

2006 2005 2004
Die letzte Jahreszahl gibt die aktuelle Lizenzausgabe an.